면역력의 오해와 진실

내 몸속의 면역력을 깨워라

내 몸속의 의사를 깨워라

가정의학과 전문의로서 환자들에게 가장 많이 받는 질문이 면역력에 대한 것이다. 인체의 면역력은 언제나 중요했고, 그만큼 강조해도 지나치지 않다. 얼마 전까지만 해도 면역력은 주로 암이나 난치병, 노화의 측면에서 더 건강하게 오래 살기 위한 우리 몸의 토대로서 언급되었다. 평균 수명이 길어지면서 세포 노화로 인한 암이나 여러 질병이 건강을 위협하고 삶의 질을 낮추는 주요 인자로 대두되었기 때문이다.

온 세계를 멈추게 한 '코로나 19'의 등장은 면역력의 사전적 의미를 되새기게 했다. 전염성 질병에 대한 대응책으로 면역력보다 중요한 것은 없기 때문이다. 면역력免疫力은 글자 그대로 역병疫病, 즉 전염병을 면免하게 하는 힘力이다.

20세기 초까지만 하더라도 대부분의 사망 원인은 감염성 질환이었다. 다행히도 백신과 항생제의 등장으로 유행성 질병은 대부분 극복될 수 있었다. 그러나 그것들이 완전히 사라진 것은 아니었다. 우리 주변에는 여러 바이러스와 세균을 원인으로 하는 전염병 요인이 무수히 잠복해 있으면서 인간의 방심을 노리고 있다.

코로나 19와 같이 새로운 바이러스가 유행하기 시작할 때, 사람들은 미지의 질병에 대한 오해와 두려움 때문에 잘못된 정보와 가짜뉴스에 쉽게 휘둘리고 만다. 필자가 방송에서 숱하게 답해야 했던 질문의 상당수는 가짜뉴스였다. 전염성이 꽤나 강하다는 정체 모를 바이러스에 대한 두려움이 근거가 확실치 않은 정보에 쉽게 귀 기울이게 만든 것이다.

하지만 바이러스를 모르더라도 우리 몸은 질병에 맞서 스스로를 지키고 이겨내는 방법을 이미 알고 있다. 각종 바이러스와 세균, 곰팡이와 오염물질, 독소 등에 맞서 건강을 지키는 가장 확실한 방법은 두 가지로 요약된다. 바로 개인위생을 지키는 것과 기본적인 면역력을 잘 유지하는 것이다.

의학의 신이라 불리는 히포크라테스도 '면역은 최고의 의사이며 최고의 치료법'이라고 했을만큼 면역력은 중요하다. 사람은 누구나 타고난 자연치유력이 있는데 그것이 바로 면역력이다. 질병에 대한 저항과 치료뿐 아니라 인간의 정상적인 성장과 노화, 그리고 평소 건강한 몸과 컨디션을 유지하는 데에도 인체의 면역시스템이 중심적 역할을 하고 있다.

문제는 사람들이 의식적으로 관리하지 않으면 면역력은 자꾸 떨어진다는 점이다. 개인의 면역력이 저하되면 의사의 역할도 한계에 부딪힌다. 의학에서 가장 중요한 것은 사람마다 천부적으로 타고난 면역력을 활용해 병을 예방하고 질병을 치료하며 최적의 건강상태를 회복·유지하는 일이다. 그런데 환자의 몸에서 면역력이 약화된 상태라면 다양한 의술을 동원해 증상을 완화시키고 없앤다고 해도 질병은 언제든 재발할 수 있으며, 병약해진 몸이 건강한 상태로 회복되기도 어렵다. 그러므로 질병 치료 못지않게 몸의 면역력을 최대한 강화시키는 것이 의학의 중요한 목표가 되는 것이다.

그렇다면 면역력은 어떻게 키워야 할까? 사실 이 책을 읽을 정도로 건강에 관심을 기울이는 사람이라면 대부분 그 답을 알고 있을 것이다. 면역력이 떨어지는 이유는 대부분 잘못된 생활습관에 있는데, 이를 고치기 어려운 이유는 그것을 지적하는 말들이 대개 사소하게 느껴지기 때문이다. 그래서 이 책에서는 면역력이 떨어지는 이유를 아주 상세하고 구체적으로 설명하려 한다. 목차의 소제목만 보면 별 것 아닌 것처럼 느껴질 수 있지만 수면부족이나 운동부족, 일상의 식습관 등이 어떻게 면역력을 키우거나 약화시키는지 메커니즘을 이해하고 나면 그 '사소한 습관'의 차이가 얼마나 큰 결과의 차이로 이어지는 깨달을 수 있을 것이다.

우리 몸이 면역반응을 일으키는 과정도 최대한 쉽게 설명해보겠다. 원리를 알아야 가짜뉴스에 현혹되거나 잘못된 정보에 휘둘리는 일도 줄어들 것이다. 건강에 대한 두려움이 지나치면 스트레스가 커져 오히려 건강을 해치게 된다. 반면, 누구나 타고난 천부적 면역시스템이 우리 몸을 어떻게 지키는지 이해한다면 건강에 대한 과도한 염려를 내려놓을 수 있을 것이다.

면역력을 높이는 방법도 구체적으로 상세하게 기술했다. 이미 익숙할 듯한 이야기를 다시 강조하는 것은, 당장 아플 때는 솔깃해서 듣고 실천하다가도 건강을 회복하거나 유행병이 사라지고 나면 슬그머니 나쁜 습관으로 되돌아가는 경우가 많기 때문이다.

모든 질병에 치료제와 예방 백신이 있다면 좋겠지만 현실은 그렇지 않다. 그래서 개인의 면역력이 중요하다. 질병 예방은 물론 치료 차원에서도 같은 치료제에 빠르게 반응하는지 더딘지는 개인의 면역력과 기저질환에 따라 다르다. 면역력은 주사 한 번 맞는다고 높아지지도 않고 약을 먹는다고 유지되는 것도 아니다. 운동만 열심히 한다고 향상되지도 않는다. 면역력을 유지하려면 몸과 마음의 생활습관이 균형을 이루어야 한다. 결국 건강 관리에 왕도는 없다.

단번에 면역력을 끌어올릴 수는 없지만 차근차근 면역력을 높여 건강을 더 좋은 상태로 끌어올리고 유지하는 노력은 누구나 할 수 있다. 그런 점에서 이 책이 오늘보다 조금 더 건강해질 여러분의 내일을 향한 디딤돌이 되기를 희망한다.

2020년 초여름

국민주치의 이승남

건강을 굿 디자인하는 면역 울타리가 되어주시길

코로나 사태가 인간의 건강에는 치명적이지만 자연에게는 치유와 회복의 기회가 된 것 같습니다. 불과 몇 달 만에 대자연은 스스로를 정화하며 그 자연면역의 위대함을 지구 곳곳에서 증명해 보였습니다.

저는 이번 위기가 전화위복의 계기가 되길 바라며, 힘들지만 귀한 시간들을 통해 우리의 건강뿐 아니라 지구와 세상에 대하여 느끼고 깨닫는 소중한 성찰의 기회가 되길 소망합니다.

국민주치의 이승남 박사님은 "면역세포의 기능이 활발한 사람은 병원체를 효과적으로 물리칠 수 있기 때문에 평소 면역력을 높이는 생활습관을 갖는 것이 중요하다"고 강조합니다. 또 "정작 중요한 것은 보이지 않는다"는 〈어린 왕자〉 사막여우의 충고처럼 "건강한 몸이란 시각적으로 예쁘고 아름다운 것뿐 아니라 보이지 않는 곳에 불필요하고 해로운 게 없는 몸"이라며 우리 몸의 건강에 대해 이해하기 쉽게 들려줍니다.

늘 정확하고 과학적인 의학 지식을 이해하기 쉽게 전달하고 믿음과 신뢰로 정서적 면역을 제공해주시는 이승남 박사님. 이 책을 통해 이 세상의 건강을 굿 디자인하는 면역 울타리가 되어주시길 기대합니다.

강병길 (서울디자인재단 이사장)

우리나라 의료상식을 업그레이드시키는 좋은 계기 될 것

국민주치의라는 존경 어린 애칭을 갖고 있는 이승남 원장님의 〈내 몸속의 면역력을 깨워라〉 발간을 축하드립니다.

COVID 19의 팬데믹 속에서 동일 조건임에도 감염되는 이와 그렇지 않은 이, 무증상으로 낫는 이와 중증으로 가는 이, 사는 이와 죽는 이가 갈립니다. 이는 결국 면역력의 개인 차이에서 오는 것으로 밝혀지고 있어 이 책이 더욱 반갑고 시의적절해 보입니다. 이번 저서를 통해 우리나라의 의료 상식을 한층 더 업그레이드시키는 좋은 계기가 될 것으로 보입니다.

논어에 "학이불사 즉망, 사이불학 즉태學而不思 卽罔, 思而不學 卽殆"라는 말이 있습니다. "배우기만 하고 사고의 천착이 없으면 어둡고, 사고는 깊지만 배우지 않으면 위태롭다"는 뜻입니다. 웹스터 사전에는 "Leaning without thought is labor lost. thought without learning is perilous."라고 나옵니다.

이승남 원장님은 학學과 사思를 겸비하셨을 뿐 아니라, 행行까지 품고 있어 그의 높은 의학지식과 정력적인 활동에 존경을 드립니다. 앞으로 더욱 활발한 활동과 저술에 정진하셔서 후학들에게 귀감이 되어주시길 기대합니다.

김일중 (김일중 내과 원장, 한국임상고혈압학회 회장, 대한약물영양학회 이사장)

면역력에 대한 필수적인 지침서가 되기를

2019년 말부터 시작된 신종코로나의 대유행은 면역력의 중요성을 전 세계 사람들에게 각인시켰습니다. 면역력이 높아야 질병에 걸릴 위험도 낮출 수 있고 감염이 되더라도 증상이 가벼우며 회복도 빠를 수 있기에 면역력의 회복 및 증진에 대한 내용을 다룬 이 책 〈내 몸속의 면역력을 깨워라〉는 현 시대를 사는 사람들에게 아주 소중한 정보입니다. 특히 이 책은 모두가 쉽게 이해하고 공감하기 쉬운 내용들로 구성되어 있어 편하게 읽고 실생활에 바로 적용하기에 좋습니다.

급변하는 21세기의 의료 환경에서 이승남 선생님은 기본적인 만성질환의 관리는 물론 의료계에서 비교적 주목받지 못했던 기능의학 분야까지 섭렵할 정도로 활발한 활동을 이어오셨습니다. 이제는 현재까지 발달된 의학에 안주하지 않고 미래에 의학이 발전할 길을 내다볼 시기입니다. 이 책이 지역사회에서 양질의 일차 진료가 이루어지도록 돕는 한편, 국민의 건강증진을 고취하여 의학이 앞으로 나아갈 방향을 제시하는 데 큰 역할을 하리라 생각됩니다.

이승남 선생님의 저서 출간을 진심으로 축하드리며 이 책이 추후 면역력에 대한 필수적인 지침서가 되기를 기원합니다.

박영규 (분당제생병원 가정의학과 교수, 대한약물영양학회 회장)

면역 전문가의 의학적 노하우, 이제 독자에게 전해질 때

이승남 원장님의 면역에 대한 탐구 및 치료 경력, 전문성은 방송과 강연을 통해 사회에 전파되며 차근차근 인정받아 왔습니다. 이제는 책을 통해 구체적인 실행방안을 소개하고 있습니다. 면역을 머리로 이해하고 행동할 수 있게 하는 것은 물론, 어떻게 하면 면역기능을 최선으로 유지하여 환경변화에 대응할 것인가를 친절하게 알려줍니다. 생활습관, 운동, 건강보조식품, 그리고 식습관의 개선 등은 우리가 항상 구하던 질문에 명쾌한 답변을 제공합니다.

면역기능을 높이기 위한 자기관리 노력은 빠르게 시작할수록 좋습니다. 하지만 늦게 시작해도 시작이 반이라는 말처럼 결코 늦지 않은 게 면역관리와 연관된 실천 이야기입니다.

면역학 전문의사로서 이승남 원장님의 장인 정신, 의학적 노하우는 이제 독자에게 체계적으로 전해질 차례입니다. 이 책만큼만 알고 또 다른 정보를 접하면 면역 관련 정보의 홍수 속에서도 편하게 숨 쉬며 여유롭게 새로운 정보들을 골라가며 스스로 더해 갈 수 있을 것입니다. 이 책을 접하는 많은 분들이 자기의 행동습관을 면역의 관점에서 보고 지혜로운 방향으로 전환하길 함께 기대하고 확신합니다.

박훈기 (한양대 의대 가정의학과 교수)

차례

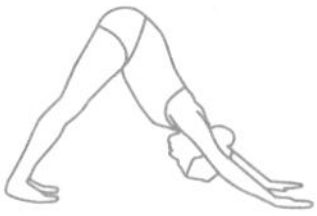

2장

균형을 잃으면 면역력도 떨어진다 _ 46

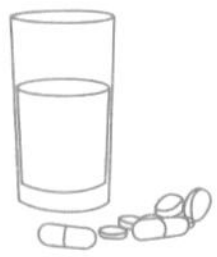

1부

W H A T

면역력의 이해

면역력의 기본은 균형이다

W H A T

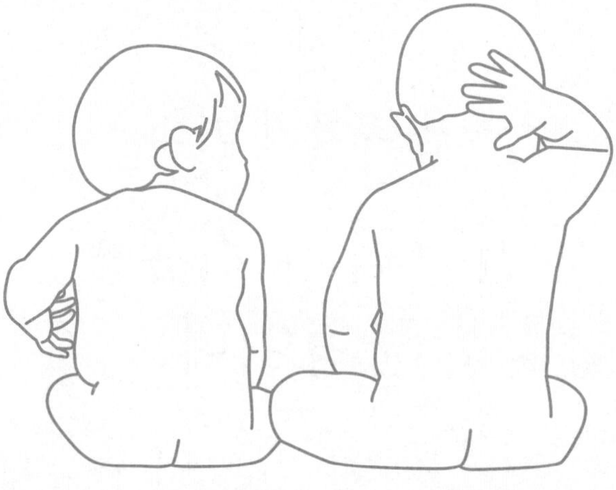

1장

누구에게나 타고난 면역력이 있다

자연분만으로 태어나는 아기가 제왕절개로 태어나는 아기보다 면역력이 높다고 한다. 산도를 빠져나오는 동안 엄마의 질 통로에 존재하는 유익균이 입술을 통해 몸속으로 들어가 아기의 장에 자리를 잡기 때문이다. 실제로 제왕절개로 태어난 아이들은 장내에 유익균이 거의 없어서 어릴 때부터 아토피성 피부염이나 알레르기성 비염이 잘 생긴다.

이처럼 사람마다 면역력의 정도 차이는 있다. 태어난 환경부터 살아가는 환경과 습관이 모두 다른 탓이다. 다소의 차이는 있지만 누구나 타고난 면역력은 있다.

바이러스와 세균, 곰팡이와 오염물질, 각종 독소 등 우리 몸에 해로운 이물질이 인체 안으로 침입하려고 하면 피부와 눈, 코, 입, 귀 등의 신체기관이 이물질이 몸 안으로 들어오지 못하도록 1차 방어에 나선다. 1차 방어선이 무너져 침입자가 기어코 체내로 들어오면 백혈구가 전면적으로 나서며 총력전을 펼친다. 2차 방어선의 주축은 백혈구지만, 이때 자율신경과 장 건강 등 인체의 여러 요소가 2차전의 승패를 좌우한다. 어떤 환경에서 어떤 습관을 가지고 살아가느냐에 따라 질병과의 싸움에서 이기느냐 지느냐의 차이가 생기는 것이다.

인체를 지키는 다단계 방어망

온 세계를 멈추게 한 코로나 19의 등장은 면역력의 사전적 의미를 되새기게 했다. 면역력免疫力은 글자 그대로 역병疫病, 즉 전염병을 면免하게 하는 힘力이다.

사실 20세기 초까지만 하더라도 대부분의 사망 원인은 감염성 질환이었다. 그러나 백신과 항생제의 등장으로 전염병은 대부분 극복된 듯이 보였다. 일부 바이러스질환이나 열대성 전염병들이 종종 유행을 일으키곤 하지만 현대의학의 역량으로 곧 진정될 수 있었다. 치료가 까다로운 바이러스들이 유행한다 해도 특정 조건이나 특정 지역에 국한되어 전염되었기 때문에 대부분의 사람들에게 보편적인 두려움을 안겨주지는 못했다. 때문에 사람들은 암이나 심혈관질환 같은 비전염성의 중증질환들에 더 관심을 집중해왔다.

전염병은 끝나지 않는다

하지만 전염병의 위협이 완전히 사라진 것은 아니었다. 한 명이라도 걸리면 어린이집이나 유치원을 초긴장으로 몰아넣는 유행성 이하선염(볼거리)부터 2019년 미국에서 800명 이상의 사망자를 낸 독감, 가을철이면 언제나 뉴스에 오르내리 유행성 출혈열까지, 전염병은 언제나 우리 주변에 잠복해 있으면서 유행할 기회를 엿보고 있다.

금세기 들어 인류의 생활 한복판에 속속 등장하여 유행을 일으키고 있는 신종 바이러스들은 위협의 강도를 점점 더해 왔다. 2002년의 사스나 2014년의 메르스, 2016년 지카 바이러스들이 적지 않은 희생자를 내고 지나갔다. 그래도 여기까지는 경고에 지나지 않은 것인지 모른다.

2020년 초반 전 세계를 패닉 상태로 몰아넣은 코로나 19의 위력은 엄청났다. 중세 유럽의 페스트라든가 1918년의 스페인독감 같은 세기적 전염병의 악몽이 소환될 정도로 단기간에 많은 환자가 발생했다. 겨울에 발병이 처음 보고된 지 140일 만에 전 세계 확진자 5백만 명, 사망자 30만 명을 넘어섰다. 스페인독감의 사망자 2천만 명에 비하면 훨씬 적은 수라고 볼 수도 있겠으나, 1918년과 2020년의 의료기술 수준 차이를 감안하면 결코 가볍지 않다. 자그마치 1백 년의 차이가 난다. 더구나 1918년은 주요국가들이 제1차 세계대전에 휘말려 있는 상황이었으며 인류의 위생에 대한 인식수준에도 엄청나게 차이가 있다.

중요한 것은 우리가 이제 난치병뿐 아니라 수시로 찾아드는 전염병에 대해서도 경계심을 풀지 말고 대비해야 한다는 점이다. 각종 바이러스와 세

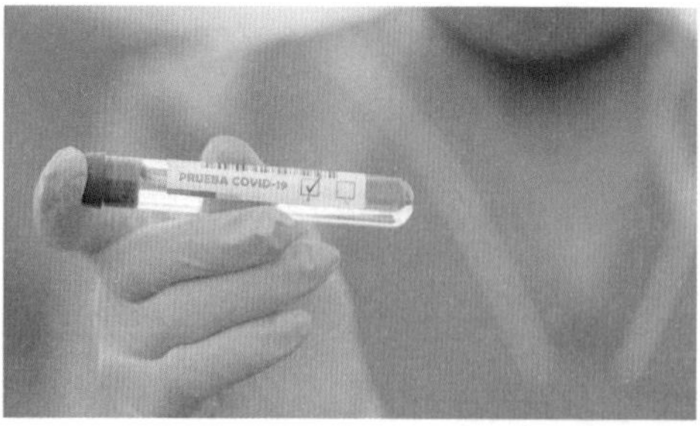

균, 곰팡이와 오염물질, 독소 등에 맞서 건강을 지키는 가장 확실한 방법은 두 가지로 요약된다. 바로 개인위생을 지키는 것과 기본적인 면역력을 유지하는 것이다. 정부와 언론에서도 거듭 강조하듯 손 씻기나 기침 예절과 같은 개인위생을 지키는 것은 나 자신과 공동체를 함께 지키는 가장 쉽고도 빠른 방법이다.

생체 항상성 유지가 면역의 목표

다행히도 우리 몸에는 외부에서 침입한 바이러스나 병원균 같은 이물질에 대항하고 몸속에서 발생되는 노폐물과 이상세포들을 제거하여 질병을 예방하는 강력한 방어시스템이 있다. 이것이 바로 면역계immune system다.

의학의 아버지라 불리는 히포크라테스도 '면역은 최고의 의사이며 최고의 치료법'이라고 했을 만큼 우리 몸의 면역시스템은 중요하고도 강력한 역할을 한다. 단순히 질병을 예방하거나 맞서 싸우는 기능만이 전부가 아니다. 피부에 상처가 생겼을 때 상처가 저절로 아물게 하는 것처럼, 손상된 조개인의 면역력이 저하되면 의사의 역할도 한계에 부딪힌다. 의학에서 가장 중요한 것은 사람마다 천부적으로 타고난 면역력을 활용해 병을 예방 치료하며 최적의 건강상태를 유지시키는 일인데, 환자의 면역력이 약화되면 다양한 의술을 동원해 치료해도 질병은 언제든 재발할 수 있으며, 병약한 몸이 회복되기도 어렵다.

직이나 세포의 회복과 재생을 돕는 것도 면역계의 역할이다.

이 면역시스템은 우선 피부와 점막으로 외부 병원균이나 이물질을 차단하는 1차 방어선을 구축하고, 그럼에도 이 방어선을 뚫고 혈액이나 조직 속으로 침투하는 이물질에 대해서는 몸 내부에서 2차 방어선을 작동시켜 이를 소탕하는 전략을 구사한다. 바로 면역세포들의 활약이다.

사람뿐 아니라 살아있는 동식물은 모두 몸 안에 자연적인 면역시스템을 갖추고 있다. 이 면역계가 목표로 하는 기본적인 큰 그림은 '생체의 내부 환경이 최적화된 상태로 항상성恒常性을 유지하도록 지켜주는 일'이라 할 수 있다. 그 역할은 몸 안에서 벌어지는 변화에만 대응할 뿐 아니라 몸 밖으로부터의 환경변화나 자극에도 대응하여 작동한다.

만일 방어에 실패하여 항상성이 깨지면 면역력은 더욱 떨어지게 된다. 면역력은 단순한 질병의 예방을 넘어 건강한 상태를 유지하고 신진대사를 원활하게 유지시키는 힘인 것이다. 이는 노화 예방으로도 연결된다. 그러므로 면역력은 우리가 살아가는 모든 순간을 건강하고 활기차게 유지시키는 힘이라고 할 수 있다.

1차 방어선 : 피부와 점막

인류는 헤아릴 수 없이 많은 미생물과 함께 살아가고 있다. 눈에 보이지는 않지만 아주 많은 세균과 바이러스, 곰팡이 등 각종 미생물이 지금 이 순간에도 우리 주위를 떠돌고 있다. 어떤 것은 우리에게 아무런 해를 끼치지 않지만 어떤 것은 몸 안에서 심각한 질병을 일으킬 수 있다. 기저질환이 있거나 면역력이 떨어진 경우에는 미생물의 공격에 더욱 취약해진다.

인간의 생명을 위협할 수 있는 대표적인 미생물이 바로 코로나바이러스다. 코로나바이러스는 사람을 포함한 여러 종류의 포유류와 조류에게서 발견되는데 종류가 매우 다양하다. 감기의 원인 중 약 30%가 코로나바이러스에 해당한다. 이 코로나바이러스는 쉽게 변이하는 데다, 바이러스의 특성과 숙주에 따라서 호흡기질환뿐 아니라 소화기 감염을 일으키기도 한다. 2002년 중국에서 처음 발생한 사스(중증급성호흡기증후군; SARS)와 2012

년 사우디아라비아에서 발생한 메르스(중동호흡기증후군; MERS), 2019년 중국 우한에서 발생한 코로나 19 모두 코로나바이러스의 변종이다. 일반적으로 바이러스는 변이가 쉽게 일어나고 전염도 잘된다. 사스나 메르스, 코로나 19 역시 심각한 호흡기질환을 일으켜서 사람들을 죽음에 이르게 했다.

변종 코로나바이러스들

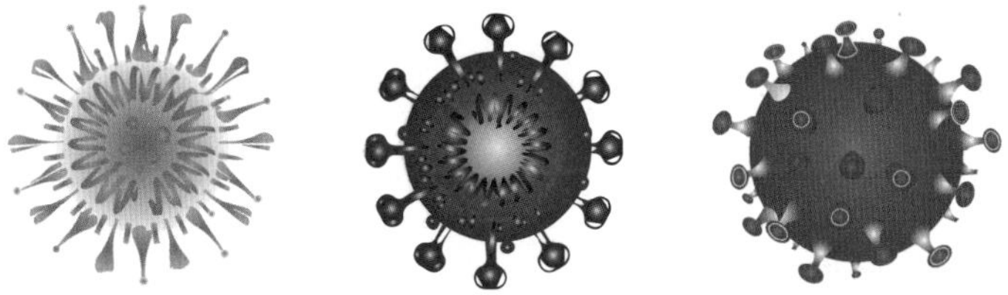

사스 메르스 코로나 19

손 씻기와 마스크가 방어의 시작

새로운 코로나바이러스가 유행할 때마다 강조되는 것이 개인위생이다. 특히 마스크 착용과 손 씻기를 강조해서, 2020년에는 세계 어디를 가든 마스크를 쓴 사람들과 손 소독제를 쉽게 볼 수 있었다. 생명을 앗아갈 정도로 무서운 바이러스 앞에서 마스크나 손 씻기, 사회적 거리 두기를 강조하는 이유는 무엇일까? 또 얼마나 효과가 있는 것일까.

이 기초적인 위생수칙은 바로 1차 방어선을 지키기 위한 것이다.

1차 방어의 목표는 외부에서 들어오는 바이러스, 박테리아, 곰팡이 등 각종 미생물이 몸에 들어오는 것을 막는 것이다. 몸 밖의 미생물·이물질들과

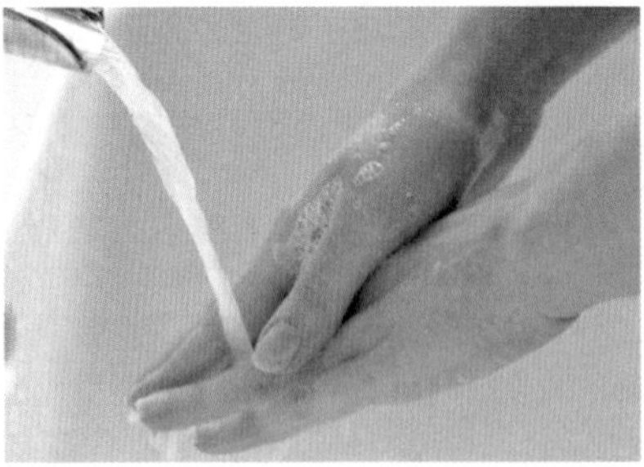

가장 먼저 접촉되는 곳은 신체의 외피인 피부다. 여기에서 1차적으로 이물질을 차단하고 걸러내는데, 평상시의 생활오염 수준에서는 노출된 피부를 잘 씻는 것만으로도 충분히 피부를 잘 보호할 수 있다. 그중에서도 손 씻기는 가장 중요하고 효과적인 생활 방역의 수단이므로 습관을 들이는 게 좋다. 특별히 오염이 심한 환경에서는 그에 맞는 방호복이나 방진복, 마스크와 장갑 등을 착용하여 피부의 노출을 줄임으로써 1차 방어선을 보다 완벽하게 지켜줄 수 있다.

다만 피부에 상처가 생기거나 염증이 있는 경우에는 병원균이 이곳을 통해 몸 안으로 곧장 침투할 수가 있다. 씻을 때 피부를 너무 세게 문지르거나 때를 미는 것은 오히려 피부의 1차 방어선을 망가뜨릴 수 있으므로 주의한다.

점막 보호 위해 물을 자주 마시자

바이러스는 피부뿐 아니라 점막을 통해서도 침투한다. 점막은 눈이나 코, 입술, 기관지 등 외부에서 몸으로 들어오는 공기나 이물질이 통과하는 부위에서 피부의 역할을 대신한다. 점막은 점액 속의 방어물질(눈물, 콧물, 침 등에 들어있는 '리소자임' 물질)을 분비해 공기 속 먼지나 세균·바이러스 등 미세 이물질들을 함께 배출하거나 삼켜버린다. 그러나 흡입되는 이물질이 너무

면역의 1차 방어선

감염원
먼지, 오염식품, 접촉

↓↓↓

방어막

눈·코·입의 점막	피부	위의 위산	장내세균·대장균
눈물·콧물·침 등 분비물로 살균	세균 침투를 차단	강한 산성을 띠는 위산이 세균을 제거	수백 종의 유익균 등이 세균 공격

많으면 이 점액만으로 완벽한 제거가 어렵다. 특히 점막이 이물질로 오염되거나 건조해져서 방어 역할을 하기 어려운 경우 점막은 오히려 외부 항원이 피부의 방어막을 피해 침투하기 좋은 취약지점으로 이용될 수도 있다. 일반적으로 실내 공기의 습도를 잘 유지하고 특히 물을 자주 마시면 점막이 건조되는 것을 막을 수 있어 점막의 1차 방어 기능 유지에 도움이 된다. 많은 먼지나 오염된 공기와 접촉했을 때는 최대한 신속하게 눈·코·입을 물이나 소금물로 씻고 입속을 가글하거나 물을 마셔서 이물질을 씻어낸다. 먼지가 많거나 바이러스 등 병원균의 감염이 우려되는 곳에서는 마스크를 착용하는 것이 신체의 1차 방어를 돕는 방법이다.

땀을 많이 흘리거나 환경이 건조한 경우, 운동을 할 때에는 물을 조금 더 마시도록 하자. 많은 양을 한꺼번에 벌컥벌컥 마시는 것보다는 조금씩 꾸준히 마시는 것이 효과적이다. 물을 자주 마시려면 언제든 손이 닿는 곳에 물병을 준비해두고 있어야 한다. 필자는 항상 차 안에, 병원 진료실에, 가방 속에 물병을 매일 바꾸어서 가지고 다닌다.

면역세포의 70%가 장 속에 있다

바이러스나 세균이 식도를 타고 바로 위에 도달하는 경우에는 위산이 이들을 맞이한다. 위산은 음식물을 소화시키기 위해 강한 산성을 띠므로 입을 통해 들어온 병원균의 대부분을 제거하는 효과가 있다. 그러므로 위도 1차 방어선에 속한다고 할 수 있다. 설혹 위산의 공격에서도 살아남아 장까지 내려가는 강력한 병원균과 바이러스들은 다시 장내세균의 방어선에 부닥치게 된다. 장내에는 최소 수백 종을 넘는 다양한 세균들이 사람 체세포 숫자의 3배 정도나 많게 살고 있다.

장내세균은 인체에 유익한 유익균과 해로운 유해균으로 그룹을 나눌 수 있는데, 물론 유익균이 많고 유해균이 적은 것이 인체에는 유리하다. 유익균들은 사람이 소화하지 못하는 섬유질 등을 분해하여 소화와 에너지 흡수를 돕는다. 유익균은 또 장내에서 유해균을 억제하거나 인체 면역물질의 생산·보존 단계에도 도움을 준다. (p.98 '좋은 균, 나쁜 균, 이상한 균' 참조)

몸의 건강을 지키는 면역물질이 가장 많이 존재하는 곳이 바로 장이다. 전체 면역세포의 70%가 이곳에 있다. 따라서 장을 유익균이 잘 살아갈 수 있는 최적의 환경으로 만드는 것이 중요하다.

유익균을 지키려면 유익균이 좋아하는 것을 줘야 한다. 그런데, 현대인이 자주 먹는 인스턴트식품이나 과당, 고지방식, 고탄수화물식은 오히려 유해균이 좋아하는 식품에 가깝다. 유해균은 이런 음식을 분해해서 유독물질을 발생시키며 내장지방을 만든다. 이런 유독물질이 혈액으로 흡수되면 만성피로, 피부염증을 비롯한 각종 염증성 질환을 일으킨다. 또한 장내에서 몸의 건강을 지키는 면역물질이 가장 많이 존재하는 곳이 바로 장이다. 전체 면역세포의 70%가 이곳에 있다. 따라서 장을 유익균이 잘 살아갈 수 있는 최적의 환경으로 유지하는 것이 중요하다.

빠져나가지 않고 대장 점막과 오래 접촉하면서 대장세포에 변이를 일으켜 대장암의 원인이 되기도 한다. 장내에 유해균이 증가하면 자기도 모르게 유해균이 선호하는 음식을 좋아하게 되어 결국 복부비만과 내장비만에 이르는 악순환이 시작될 수 있다.

감기나 질병 치료 등을 이유로 항생제를 복용하는 경우 장내세균들은 유익균이나 유해균 구분 없이 심각한 타격을 받게 되는데, 이런 이유로 강한 약물이나 장기간의 약물 복용은 면역력까지 급격히 떨어뜨릴 수 있어 유의해야 한다.

장내에서 유익균과 유해균의 비율은 대체로 상관관계가 있다. 대개 5대 1 정도로 유익균이 많은 상태에서 균형을 이루는 것이 정상적인데, 유익균이 줄면 유해균이 늘어나고, 유해균이 늘어나면 유익균이 줄어든다. 때문에 유익균이 많이 살아있는 발효식품을 일상의 식사에서 빼놓지 않고 먹는 것이 좋다. 하지만 현대인들의 일상적인 식습관으로는 발효식품을 통한 보충이 대개 어렵고, 또한 스트레스나 자극적인 음료, 약물 복용 등의 원인으로 장내세균이 부족하기 쉽다. 이 때문에 인공적으로 유익균을 배양해 만든 보조식품의 복용이 거의 필수라 할 만큼 요구되고 있다.

2차 방어선 : 백혈구

각종 병원균이 1차 방어를 뚫고 우리 몸에 침투하면 몸속 면역세포들이 2차 방어를 시작한다. 면역세포의 핵심은 백혈구다. 백혈구는 전체 혈구의 1% 이하밖에 되지 않지만 혈액 속을 흐르며 온몸 구석구석을 다니며 감염이나 외부 물질에 대항해 신체를 보호한다. 그러므로 백혈구가 타고난 면역력의 실체라고 할 수 있다. 면역세포들은 모두 하나의 줄기세포(조혈모세포)에서 분화된 혈액 성분들이다.

백혈구는 매크로퍼지macrophage와 과립구, 림프구로 나뉜다. 과립구는 다시 호산구, 호중구, 호염구로 나뉘고, 림프구는 T세포, B세포, NK세포 등으로 나뉜다. 몸속에 들어오는 항원(침입자)의 종류가 다양하기 때문에, 그 종류에 따라 각각 다른 방법으로 대응할 수 있도록 분화되어 있는 것이다.

병원균에 맞서 싸우는 백혈구와 림프구

매크로퍼지는 이름처럼 이물질을 대형macro으로 감싸 먹어 삼킨다phageo. 식성이 좋아 대식세포, 탐식세포 등으로 불리기도 한다. 과립구는 매크로퍼지보다 잡아먹는 기능이 더 강하다. 세균처럼 입자가 큰 이물질을 통째로 삼켜서 소화효소와 활성산소를 이용해 분해한다. 반면, 바이러스와 같은 미세 항원은 림프구가 접착분자를 사용해 처리한다. 여러 종류로 분화되어 있는 면역세포들은 몸속에 들어오는 다양한 이물질에 각기 적당한 방법으로 대응하기 위해 역할을 분담하는 것이다.

이물질이 침입하면 매크로퍼지가 이물질의 성질에 따라 세균성이면 과립구에게, 바이러스성이면 림프구에게 지시를 내린다. 그리고 과립구와 림프구가 처리하고 남은 잔해를 매크로퍼지가 정리한다. 이것이 면역체계의 기본 원리다.

세균과 바이러스에 대항하는 백혈구와 림프구

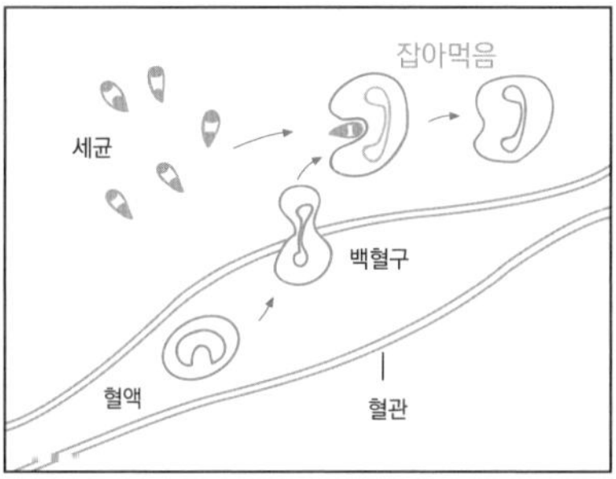

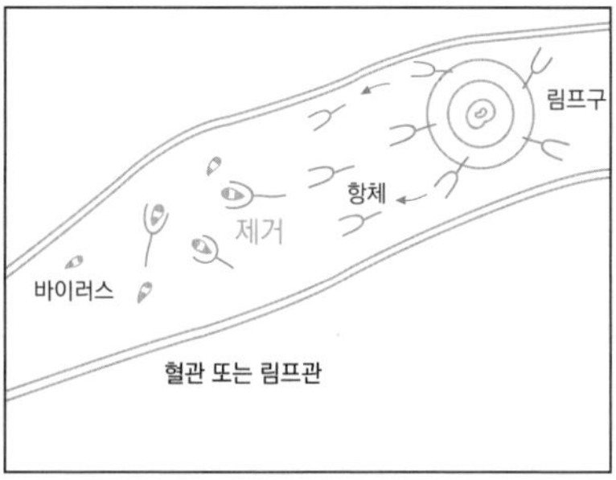

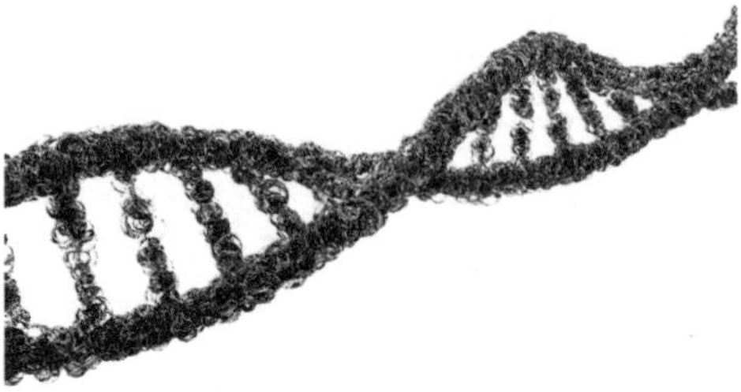

전염병 염려될 때 고기를 더 먹는 게 좋은 이유

백혈구의 가장 기본적인 형태는 매크로퍼지지만 백혈구에서 가장 많은 비중을 차지하는 것은 과립구다. 건강한 상태의 백혈구는 매크로퍼지 5%, 과립구 60%, 림프구 35%의 비율로 구성되어 있다. 과립구가 가장 많은 이유는 우리 몸에 침입하는 이물질 중 세균이 압도적으로 많기 때문이다. 과립구는 세포 안에 무수한 과립을 가지고 있는데, 이 과립이 세균을 잡아먹을 때 나오는 소화효소다.

소화효소로는 세균의 외피(세포막)를 뚫는 퍼포린과 세균을 녹이는 그랜자임이 대표적이다. 이 효소들은 단백질을 원료로 사용한다. 코로나 19가 유행하면서 고기를 먹어야 면역력이 높아진다는 이야기를 많이 들었을 것이다. 틀린 말은 아닌 셈이다. 고기를 좀 더 먹어 단백질 공급을 늘리면 면역력 강화에 유리하다고 볼 수 있다. 단백질은 세포재생에도 필요한 것이므로 사람의 투병기나 회복기에는 단백질을 집중적으로 보충해주는 식사가 필요하다.

염증에 반응하는 호중구 · 호산구 · 호염구의 역할

과립구에는 호중구neutrophil, 호산구eosinophil, 호염구basophil 세 가지가 있다. 그중 가장 많은 것이 호중구로, 백혈구의 60~70%를 차지한다. 호중구는 급성 염증의 초기에 가장 흔히 나타나는 혈구로, 수명은 약 5.4일이다. 미생물이 몸 안에 침투한 것을 감지하면 호중구가 가장 먼저 나선다. 강력한 식균작용으로 곰팡이나 박테리아를 먹어 치워 감염을 막는다. 만약 호중구의 숫자가 부족하면 감염원에 대한 초기 대응력이 떨어지므로 쉽게 병에 걸릴 수 있다.

줄기세포(조혈모세포)의 구성

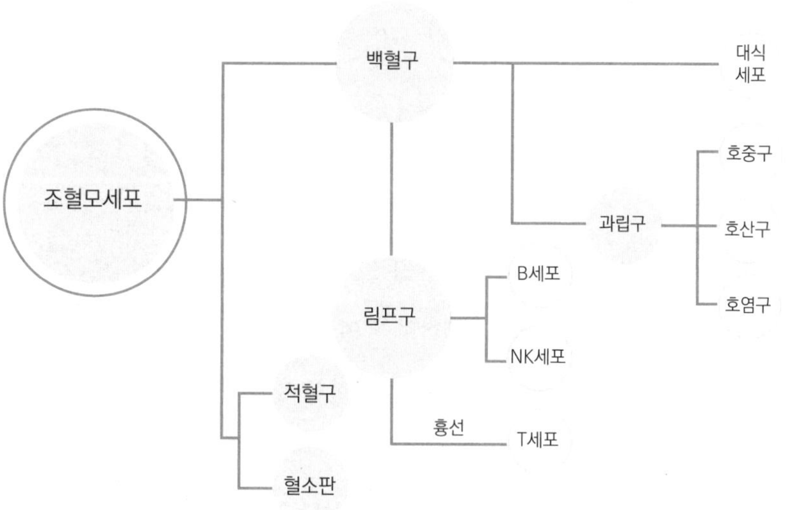

호산구는 알레르기 염증반응을 조절하는 혈구로, 알레르기질환이나 기생충에 감염되었을 때, 콜라겐 질병(류마티스성 관절염, 강직성 척추염, 다발성 동맥염, 전신성 경화증, 전신성 홍반성 루푸스 등), 비장중추신경계 질병 등에 반응하여 증가한다.

호염구는 알레르기 유발물질에 대항해 혈관을 확장시키고 손상된 조직에 혈액의 흐름을 증가시키는 히스타민, 혈액응고를 억제하는 헤파린 등 신체 방어에 도움이 되는 화학물질을 방출하게 한다. 호염구는 전체 혈구의 0.5% 미만에 불과하다.

과립구의 방어활동에서는 활성산소가 발생해 염증이 유발된다. 그래서 혈액검사에서 과립구의 증가가 관찰되면 몸이 병원균에 감염되었음을 알 수 있다. 그런데 과립구는 염증이 생겼을 때뿐 아니라 정신적 스트레스를 많이 받았을 때도 늘어난다. 정신적 스트레스가 우리 몸에 바이러스나 세균과 똑같은 부담을 준다는 것을 여기서도 알 수 있다.

정상세포 아닌 것은 무엇이든 먹어치우는 매크로퍼지

매크로퍼지(대식세포)는 백혈구의 기본형으로, 혈액 속을 빠른 속도로 돌아다니며 일상적인 순찰을 수행하다가 이물질이 발견되면 곧바로 집어삼키면서 다른 면역세포들에게 경보를 발령한다. '신속대응군' 성격이다.

여기서 한 가지 알아둘 점은 면역세포가 처리해야 하는 상대는 '정상적 체세포 이외의 모든 것'이라는 점이다. 여기에는 외부에서 들어오는 이물질

매크로퍼지가 이물질을 발견했을 때

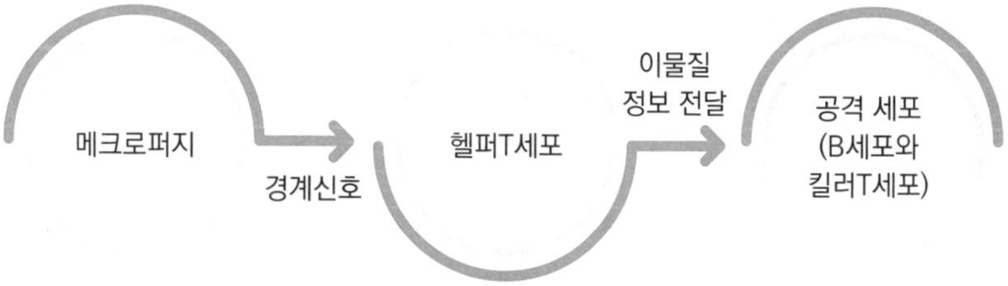

뿐 아니라 몸 안에서 발생된 체내 노폐물과 손상되어 폐기해야 할 체세포들까지 포함된다. 사람의 몸에서는 조직마다 수명을 다한 체세포들이 끊임없이 배출되고, 그것을 대체하기 위한 새로운 세포들이 하루에도 수백만 건 넘게 복제 생산되고 있다. 그런데 이 복제 과정에서는 언제나 소소한 오류가 발생할 수 있다. 이때 잘못 복제된 세포들도 모두 폐기 대상이다.

몸 밖으로부터 들어오는 이물질이든 체내에서 발생된 폐기물이든, 정상적 체세포가 아닌 모든 것을 발견하는 즉시 먹어 치우는 것이 대식세포의 역할이다. 전투 과정에서 전사한 병원균이나 면역세포의 폐기물까지도 매크로퍼지가 삼켜서 뒷정리를 한다.

매크로퍼지가 이물질을 발견했을 때 공격을 시작하면서 면역계에 전파하는데, 이 경보에는 이물질의 성격이나 규모 등에 대한 정보가 포함되어 있다. 면역계에서는, 이 초기 정보를 바탕으로 항원의 특징에 맞게 잘 대응할 수 있는 성질의 면역세포를 활성화시키며 급속히 숫자를 늘린다. 세균과 박테리아 종류면 과립구, 크기가 미세한 바이러스 종류면 림프구가 집중적으로 확대되는 것이다.

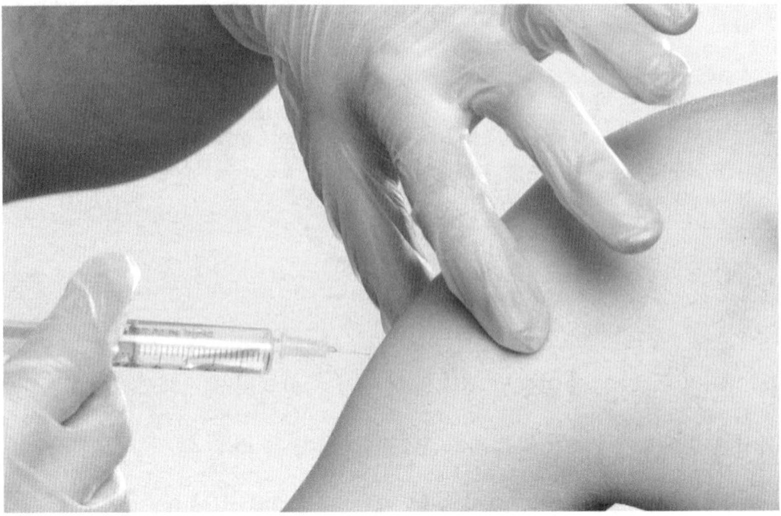

세균보다 1백 배 작은 바이러스를 처리하는 림프구

바이러스는 크기가 매우 작은 미생물이다. 세균들이 대개 체세포에 대해 1/100 정도 크기를 가지고 있다면 바이러스는 그보다 1백 배나 작은 1/10,000 정도의 크기에 불과하다. 백혈구의 과립구에게도 너무 작아서 집어삼킬 수가 없을 정도다. 꽃가루나 진드기 사체, 세균이 배출하는 독소 등도 마찬가지다. 이럴 때 면역계가 사용하는 것이 바로 림프구lymphocyte다. 림프구는 유해물질에 달라붙는 접착물질을 분비하여 바이러스 등을 분해시켜 처리한다. 림프구는 혈액보다는 림프계에서 흔히 관찰된다.

림프구에는 T세포, B세포, NK세포 등이 있다. 가장 숫자가 많은 T세포는 각종 암세포나 바이러스에 감염된 세포를 그들 표면에 있는 단백질을 통하여 감지한다. 적을 포착하면 직접 병원균을 먹어 치우거나 병원균에 감염된 세포를 죽이기도(킬러T세포) 하지만, B세포와 같은 다른 면역세포들에게 정보와 명령을 전달해 공격하도록 돕기도 한다(헬퍼T세포). 만일 헬퍼T세포가 제대로 작동하지 못하면 오히려 인체의 정상적인 세포를 오인 공격하는 자가면역질환이나 알레르기질환을 일으키는 수가 있다.

백혈구 중 매크로퍼지가 가장 능동적인 공격성을 갖고 있다면 림프구에서는 NK세포(Natural Killer Cell; 자연살상세포)가 그 이름에도 걸맞게 가장 공격적인 면역세포다. 암세포나 바이러스에 감염된 세포를 인지하면 활성화 과정을 거치지 않고 바로 그것을 공격하여 제거하는 기동타격대 역할을 한다.

이물질을 물리친 기억의 데이터가 백신의 원리

이물질이 몸속에 침투했을 때 이를 공격하는 면역세포들로부터 경계신호를 감지한 T세포 중 헬퍼T세포는 해당 항원에 대한 최대한의 정보를 다른 공격세포들에게 제공함으로써 효율적인 공격이 이루어지도록 유도하고, 공격의 대상이나 방법이 잘못되어 있는 경우 이를 수정하도록 유도한다.

특히 정상적인 자기 체세포를 이물질이나 유해물질로 혼동하여 오인공격이 이루어지는 경우 알레르기나 자가면역질환으로 발전될 수 있으므로, 헬퍼T세포와 조절T세포들이 이를 바로잡는 기능은 매우 중요하다.

T세포의 정보 분석에는 기억T세포가 보유하고 있는 과거의 투병기록 데이터베이스가 활용된다. 만일 새로운 침입자가 과거에 들어온 적이 있는 바

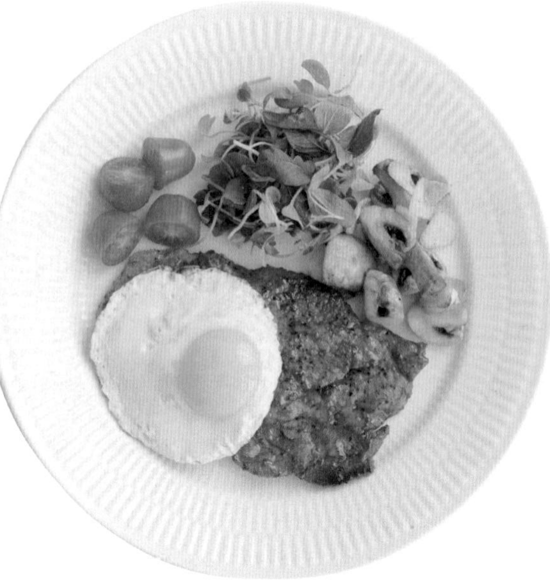

이러스라면, 이 데이터베이스에는 해당 바이러스를 물리칠 때 사용했던 최적 항체의 모형도 남아있을 것이다. 다행히 그 모형이 아직 유효한 것이라면, 정보를 전달받은 B세포는 재빨리 그 항체를 복제하여 침입자를 물리치는 데 사용할 수 있다. 이러한 면역능력이 바로 '자연획득면역' 또는 '후천성면역'이다.

이러한 원리를 이용하여 다른 사람에게서 형성된 항체 모형을 인공적으로 주입해줌으로써 많은 사람들이 항체 정보를 미리 공유할 수 있게 만드는 것이 예방접종(백신; 인공면역)이다. 사람들이 아직 투병한 적이 없는 어떤 새로운 질병이 발생했을 때, 그 병을 이겨낸 경험을 가진 다른 사람들로부터 해당 세균이나 바이러스를 물리칠 수 있는 항체를 추출하여 전염의 위험이 있는 사람들에게 주입하여 항체를 기억하게 함으로써 미리 면역성을 매크로퍼지가 이물질을 발견했을 때 공격을 시작하면서 면역계에 전파하는 경보에는 이물질의 성격이나 규모 등에 대한 정보가 포함되어 있다. 경보를 듣고 지원에 나서는 과립구와 림프구들은 이 초기 정보를 바탕으로 효율적인 공격에 나선다.

갖게 만들어주는 것이다. 이 방법을 '인공면역'이라 한다.

기억T세포가 보유하고 있는 항체의 모형은 대상 항원의 종류에 따라 유효기간이 모두 다르다. 유효기간이 무한대(평생)에 가까운 유행성이하선염(볼거리)이나 홍역, 천연두, 결핵 등과 같은 질병은 한번 걸리고 지나가거나 백신을 접종하면 다시 이 전염병에 걸릴 위험이 평생 동안 거의 없다. 백신의 재접종이 필요한 질병들은 기억의 유효기간이 있기 때문이다. 재접종 간격은 바로 이 유효기간을 의미한다. 인체에 피해를 주는 위험도가 높은 질병일수록, 항체의 유효기간이 긴 것일수록, 백신을 맞는 의미는 더 크다고 하겠다. (p.127 '개인면역과 집단면역' 참조)

'잠복기'는 대항군 준비기간

NK세포를 제외한 림프구는 세균이 들어오면 바로 달려가 잡아먹는 과립구처럼 반응이 신속하지 못하다. 평소에는 쉬고 있다가, 이물질(항원)이 몸 안에 들어오면 헬퍼T세포의 정보와 지시를 받아 무수히 자가복제를 시작한다. 적에 대항하기 위해 전투병력을 늘리는 과정인데 최대 1천 배까지 늘어난다. 몸에 항원이 들어왔지만 바로 전투를 벌이지 않고 이에 대항할 수 있는 병력을 먼저 배양하는 이 기간이 바로 '잠복기'에 해당한다. 이 기간에 집중 배양되는 림프구들은 항원에 대응하는 항체로 무장하고 있다. 전투가 끝나면, 기억T세포가 항원에 대한 정보를 다시 저장해서 다음에 대비한다.

인체 면역계는 대부분 바이러스에 대해 한번 앓고 나면 기억을 갖게 된다. 그런데 바이러스 중에서도 코로나 19와 같은 'RNA 바이러스'는 변이가 자주 일어나기 때문에 기억하고 있는 정보가 큰 도움이 되지 않는다. 분명히 그것을 기억하고 있더라도, 같은 적이 변장을 하고 나타나면 제대로 알아보지 못해 대처하지 못하는 경우에 비할 수 있을 것이다.

세균은 과립구, 바이러스는 림프구가 주로 상대한다고 했지만, 그 구분이

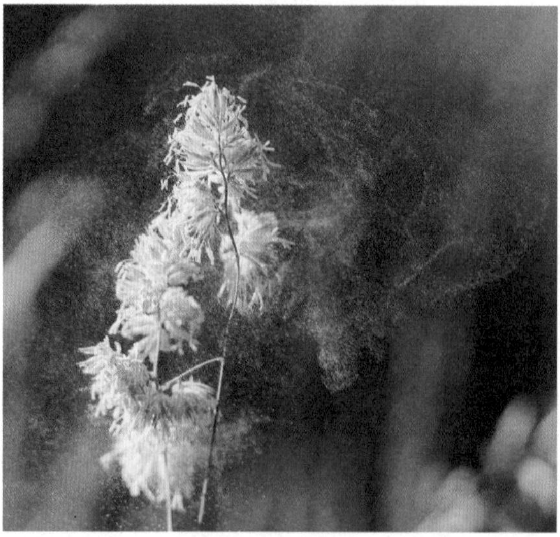

언제나 명확하게 한정되어 있지는 않다. 예를 들면 미세항원에 대항할 때 림프구가 며칠간 열심히 싸우고 나면 그 잔해나 잡균을 매크로퍼지나 과립구가 대신 처리하기도 한다. 침입해온 이물질을 퇴치한다는 하나의 목표 아래서 면역세포들은 서로 협력과 지원을 아끼지 않는 셈이다.

침입자를 처리하는 방식이 다르므로 싸움의 형태도 다르게 나타난다. 림프구가 싸울 때는 감기 초기의 콧물처럼 맑은 분비물을 동반하거나 벌레에 물렸을 때처럼 부어오르는 반면, 과립구가 싸울 때는 고름이 생기는 화농성 염증이 생긴다. 감기 초기에는 맑은 콧물이 흐르다 시간이 지나면서 고름 같은 콧물로 바뀐다면 우리 몸의 면역세포들이 총동원되어 감기 바이러스와 열심히 싸우고 있다는 증거로 보면 된다.

W H A T

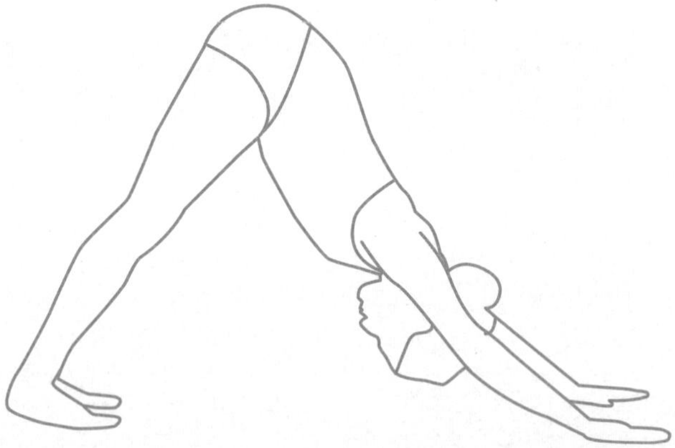

2장

균형을 잃으면 면역력도 떨어진다

과유불급이라는 말이 있다. 지나치면 아니한만 못하다는 말은 건강에 있어서도 다르지 않은 금과옥조다. 식사든 잠이든 활동이든 넘치거나 부족한 상황이 지속되면 면역력이 떨어진다. 어쩌다 하루 과식하거나 어쩌다 잠을 못 자는 것이 아니라 치우친 패턴이 습관이 되었을 때 면역력이 무너지기 시작한다.

인체 내부도 마찬가지다. 균형이 깨지면 면역체계가 무너지면서 바이러스나 곰팡이, 세균과 같은 각종 해로운 물질이 우리 몸을 침범한다. 면역체계가 정상일 때는 피부와 점막이 앞장서서 침입자를 막아내고 백혈구가 그들을 억제시키거나 사멸시킬 수 있다. 하지만 우리 몸의 균형이 이미 흐트러진 상태에서는 면역력이 떨어져 크고 작은 염증과 질병에 속수무책이 된다. 뿐만 아니라 암이나 뇌혈관질환, 심혈관질환, 아토피성 피부염과 같은 알레르기질환과 난치병도 생길 수 있다.

면역력은 심신의 균형에서 시작된다고 말해도 지나치지 않다. 몸의 면역력을 잘 지키기 위해서는 신체와 생활습관, 환경의 균형을 잘 유지해야 하고, 나아가 감정적으로도 희로애락 어느 하나의 상태에 치우치지 않도록 노력해야 한다.

가

습관의 불균형

과식은 흡연만큼 위험하다

지방세포가 쌓이면 독성물질이 혈액 속으로 흘러들어 간다

과식이 좋지 않다는 것은 누구나 알고 있지만, 맛있는 음식을 먹다가 배가 차기도 전에 중단하기란 사실 쉽지 않다. 배가 고프지 않은데도 음식이나 간식을 계속 찾아서 먹는 경우도 있다. 한두 번쯤이야 하고 넘기게 되지만, 지나치게 많이 먹는 것은 생각보다 위험할 수 있다.

음식을 과하게 섭취하면 남는 영양소가 몸속에 지방 형태로 쌓이면서 비만이 생긴다. 지방세포가 쌓여 비만해지면 몸에 독이 되는 물질이 나와 혈액 속으로 흘러 들어간다. 과도한 활성산소나 염증물질, 발암물질 등이 혈관 속을 떠다니게 되는 것이다.

과식이 염증을 유발하는 과정

과식 ⟶ 활성산소↑ ⟶ 염증·발암물질↑

과도한 활성산소는 우리 몸에 생기는 거의 모든 질병의 원인이다. 뇌졸중과 같은 뇌혈관질환이나 심근경색과 같은 심혈관질환, 암 등은 물론 당뇨병이나 알레르기질환의 원인이 되기도 한다. 유병 원인의 약 90%에 활성산소가 연관돼 있다고 봐도 무방할 정도다. 최근 영국에서 발표된 자료에 따르면, 약 15년 동안 15만 명의 환자를 대상으로 검사했더니 흡연자보다 비만한 사람이 위암에 더 잘 걸리는 것으로 드러났다.

필자도 이 연구결과를 보고 처음에는 깜짝 놀랐다. 담배를 피우는 것보다 살찐 것이 더 위험하다니 충격적이지 않은가. 그게 다 활성산소 때문이다. 과식을 하면 음식을 소화하기 위해 많은 산소가 사용되고, 그 과정에서 필연적으로 활성산소가 발생된다. 과도한 활성산소는 우리 몸의 머리부터 발끝까지 해를 입힌다. 특히 면역의 주축인 백혈구, 그중에서도 암세포와 같은 해로운 세포를 공격해 없애는 NK세포 등이 활성산소의 침해를 받으면 기능이 떨어져 면역력이 전반적으로 약화된다.

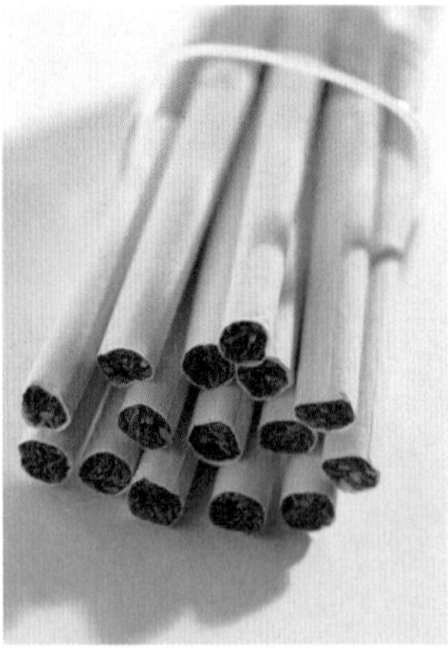

과도한 활성산소는 면역력을 지나치게 만들 수도 있다. 이를 과잉면역반응이라 하는데, 이는 아토피성 피부염이나 기관

몸의 균형 또는 생활환경의 균형이 깨지고 정신적 스트레스를 심하게 받으면 십중팔구 병에 잘 걸린다. 다양한 잔병치레로부터 암과 같은 중증 난치질환에 걸리기도 한다. 면역력은 심신의 균형에서 시작된다고 말해도 지나치지 않다.

지천식과 같은 알레르기질환이나 루푸스, 류마티스성 관절염 같은 자가면역질환을 일으키기도 한다.

혈액 속을 떠도는 염증물질이 혈관에 붙으면 혈관을 망가뜨려 죽상경화증이나 동맥경화증을 일으킨다. 혈관을 타고 여러 장기로 가서 만성염증을 일으키면 부위에 따라 여러 질병이 생길 수 있다. 관절을 망가뜨려서 관절염이 생길 수도 있고, 만성염증이 오래되면 암으로도 발전할 수 있다. 지방세포도 발암물질을 직접 발생시킨다. 특히 환자 수가 점점 늘고 있는 대장암, 난소암, 유방암의 주요 원인 중 하나가 바로 비만이다. 비만은 위암의 주요 원인이기도 한다.

편식, 과식, 지나친 소식 모두 위험

반대로 음식을 너무 적게 먹으면 우리 몸에 꼭 필요한 영양소가 제대로 공급되지 못해 문제가 생긴다. 단백질, 비타민, 미네랄 등이 부족해지면 노화가 빨라지고 수명까지 단축될 수 있다. 요즘은 워낙 다양한 음식을 잘 먹는 시대이므로 영양결핍인 경우는 별로 없다고 생각하겠지만 의외로 그런 경우가 꽤 많다. 특히 여성의 경우, 잘못된 다이어트로 인해 필수 영양소인 비타민이나 미네랄, 단백질의 결핍이 생기는 경우를 흔히 볼 수 있다. 일부 어린 여학생 중에는 살을 빼겠다고 강박적으로 음식을 거부하다가 거식증에 걸리기도 하는데, 이로 인해 생명까지 잃는 경우도 있다.

음식을 먹는 양이나 종류가 어느 한 쪽으로 치우치면 몸의 균형은 곧 깨진다. 균형이 깨지면 면역체계는 이내 망가진다. 무엇이든 과하거나 부족하면 몸에는 치명적이다. 특히 인터넷이나 SNS에 떠도는 잘못된 정보를 바탕으로 스스로 치료하거나 다이어트를 시도하는 것은 굉장히 위험할 수 있다. 어떤 처방이나 비법도 모든 사람에게 똑같은 효과를 내지 않는다. 특히 다이어트를 위해 일반적이지 않은 방법을 사용하려고 할 때는 반드시 전문가의 도움을 먼저 받아야 한다. 의학적인 방법으로 자신의 상태에 대한 정확한 진단을 받고 그것이 자신에게도 안전하고 효과적인 방법이 될 수 있을지 의사의 판단과 조언을 구하는 것이 올바른 자세다.

환자의 질문에 답하고 잘못된 건강상식을 교정해주는 것도 의사의 역할이다. 그러니 의사와 같은 전문가에게 조언을 구하는 것을 어려워하지 않았으면 좋겠다. 또 한 가지 당부하고 싶은 것은 방송이나 인터넷에서 좋다고 하는 수많은 음식이나 영양제, 특히 비타민이나 미네랄을 모두 섭취할 필요는 절대 없다는 것이다. 자신의 나이와 성별, 체중과 환경 등에 따라서 꼭 필요한 것만 골라서 섭취하는 지혜가 필요하다. 무엇이 꼭 필요한지 잘 모르겠다면 자주 가는 가정의학과나 내과의사에게 평소 복용하는 영양제를 모두 들고 가서 판단을 구하는 것도 현명한 방법이다.

수면부족은 백신 효과를 낮춘다

하루 7~8시간 수면이 이상적

요즘 의학계에서 가장 활발하게 연구하는 분야 중 하나가 바로 잠, 수면에 관한 것이다. 먹고 자는 일은 누구나 매일 해야 하는 일상의 기본인데, 이들 기본이 건강에 미치는 영향이 상당히 크기 때문이다. 한동안 한국 사람들은 많이 자는 것을 '게으름'과 동일시하여 좋지 않게 여기는 경향도 있었다. 하지만 요즘은 수면의 양과 질과 대한 인식이 많이 달라졌다. 충분한 영양과 함께 충분한 휴식과 수면이 인간의 건강과 삶의 질에 미치는 중대한 영향을 인정하게 된 것이다.

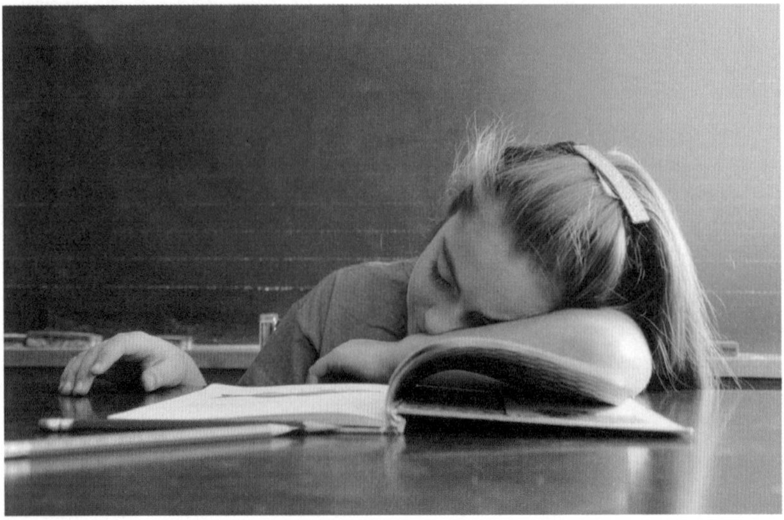

그렇다면 하루에 몇 시간이나 자는 것이 좋을까? 그동안 축적된 연구들의 결과를 살펴보면, 하루에 5시간 이하로 자거나 10시간 이상 자는 경우에는 7~8시간 자는 사람보다 사망률이 최고 30~40%까지 높아진다는 내용을 볼 수 있다. 너무 적게 자도, 너무 많이 자도 좋지 않다는 것이 결론인 셈이다.

잠이 부족하면 혈압이 올라가고 면역력은 떨어진다. 신진대사가 나빠지면서 살도 찌고 집중력이 떨어져 일이나 공부에서 성과를 내기도 어려워진다. 잠잘 때 나오는 중요한 호르몬에 영향을 받지 못하는 탓이다. 성장호르몬과 멜라토닌 호르몬은 잠을 자야 분비된다. 이 두 호르몬은 밤에 숙면을 취할 때 많이 분비되는데, 특히 불빛이 차단된 깜깜한 방에서 자정 이전에 잠들어야 호르몬의 세례를 듬뿍 받을 수 있다.

성장호르몬은 아이들에게는 성장을 촉진하고, 성인에게서는 노화를 방

수면부족이 인체에 미치는 영향

수면부족 ⟶ 혈압↑ 면역력↓ 체중↑

지하는 한편, 다른 호르몬이 제 역할을 잘하도록 조절하는 호르몬이다. 혼잡한 사거리에서 교통의 흐름을 돕는 교통순경의 역할에 비유할 수 있다.

성장호르몬은 장에서 칼슘과 인산이 흡수되는 것을 돕는다. 그런데 여성은 폐경기가 되면서 여성호르몬뿐 아니라 성장호르몬까지 감소한다. 성장호르몬이 부족하면 골밀도가 떨어져 골다공증이 심해질 수도 있다. 폐경기 여성이 골다공증에 걸리기 쉬운 것은 이 때문이다.

성장호르몬은 체지방은 줄이고 근육량을 높이는 데도 관여한다. 근육량은 20세가 넘으면 해마다 약 100g 정도씩 감소하는데, 특히 나이가 들면 배가 나오면서 숨이 차고 운동능력도 떨어져서 복부비만이 생기는 경우가 많다. 성장호르몬이 단백질 합성을 증가시키면 심장근육까지 강화돼서 혈액순환도 잘 되고 운동능력이 향상된다. 덕분에 복부비만에서 내장지방을 줄이는 효과가 있다.

성장호르몬은 20대부터 약 10년에 14.5%씩 감소하는데, 감소하는 속도가 빨라지면 노화도 빨라진다. 나이가 드는 것은 피부에서부터 드러난다. 얼굴에 주름이 생기면서 늙는다. 피부가 얇고 건조해지며 얼굴의 근육량이 감소한다. 머리카락이 빠지고 모발도 가늘어진다. 이는 성장호르몬이 인체 내 콜라겐 합성을 도와 피부와 모발에 영향을 미치기 때문이다.

팜스프링 생명연장연구소의 연구에 따르면 성장호르몬을 따로 보충한 성장호르몬과 멜라토닌 호르몬은 밤에 숙면을 취할 때 많이 분비된다. 특히 불빛이 차단된 깜깜한 방에서 자정 이전에 잠들어야 호르몬의 세례를 듬뿍 받을 수 있다.

환자의 약 38%에서 모발 두께가 두꺼워졌고 일부에서는 색이 검어지고 빠졌던 모발이 다시 자라나기도 했다. 성인들에게 성장호르몬 보충요법을 시행한 결과, 환자 75%에서 성욕이 증가하고 절반은 발기 시간도 길어진 것으로 나타났다.

성장호르몬은 뇌 속의 신경전달물질을 증가시켜 기억력 강화에도 도움이 된다. 성장호르몬 부족은 면역력에도 직접적인 영향을 미친다. 성장호르몬이 부족해지면 림프구 내 NK세포의 활동력이 낮아져 자연히 질병과 암에 취약해지게 된다.

세포재생에 중요한 역할을 하는 멜라토닌

잠잘 때 나오는 또 하나의 중요 호르몬은 멜라토닌이다. 그냥 잠만 잔다고 멜라토닌의 세례를 받을 수 있는 것은 아니다. 멜라토닌은 밤에 뇌에서 분비되는 호르몬이지만 낮에 햇빛을 충분히 받았는가에 따라 그 양이 달라진다. 낮에 햇볕을 쪼일 때 생성되어 캄캄한 밤에 분비되는 것이기 때문이다. 멜라토닌은 저녁 7시쯤 분비되기 시작해서 10시 이후 급상승하며 새

멜라토닌 생산과 분비의 흐름

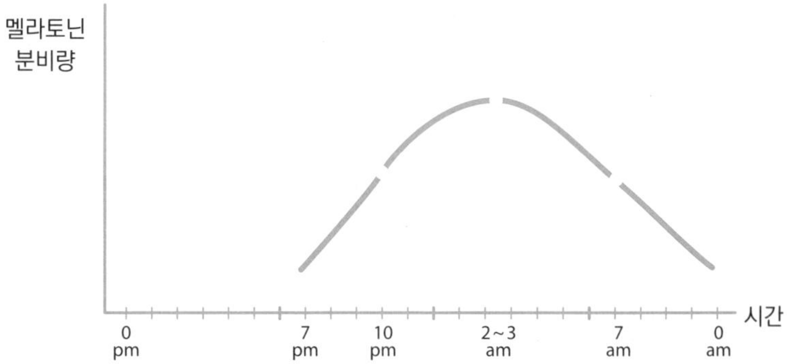

멜라토닌 분비가 절정에 이르는 시간은 밤 2~3시 사이. 시간당 최대 분비량은 연령대별로 차이가 있다. 20~25세에서는 약 3,000pg/hr, 36~50세에서는 약 2,200pg/hr, 51~64세에서는 1,500pg/hr, 65세 이상에서는 약 1,100pg/hr를 최대치로 보고 있다.

벽 3시에 최고조에 달했다가 아침에 햇빛이 들어오기 시작하면 분비가 억제된다. 숙면을 돕는 호르몬이면서 동시에 불을 끄고 푹 잠이 들어야 더 잘 분비가 된다. 숙면의 원인물질이면서 동시에 결과물질이기도 한 것이다.

멜라토닌이 충분히 분비되면 과도한 활성산소도 제거할 수 있다. 인체에서 치명적인 독소를 제거하고 노화된 세포의 재생과 손상된 세포의 복구를 도와 각종 질병 발생률을 낮춰준다.

잠을 충분히 자지 못하면 독감 예방주사를 맞아도 항체가 잘 형성되지 않는다는 연구결과가 있다. 수면부족은 백신의 효과마저 떨어뜨릴 만큼 면역력을 저하시키는 요인이다. 멜라토닌이 부족하면 당뇨병 위험도 높아진다. 미국 하버드의과대학 브리검여성병원의 시아란 맥멀란 박사팀은 멜라토닌 분비량이 낮은 여성은 멜라토닌이 충분히 분비되는 여성에 비해 제2형 당뇨병 위험이 두 배 가까이 증가한다는 것을 밝혀냈다. 그 이유는 어떤 지방을 활성화시키느냐와 관련이 있다.

지방대사에 작용하는 멜라토닌

지방세포에는 에너지를 저장하는 백색지방White fat과 열을 내는 갈색지방Brown fat, 그리고 백색지방을 갈색지방과 비슷한 역할을 하도록 바꾸는 베이지색지방Brown and white fat이 있다. 여기에서도 검정색의 멜라토닌은 중요한 역할을 한다. 지방대사에 중요한 갈색지방의 생성에 작용하는 것이다. 백색지방을 베이지색지방으로 바꾸는 이리신 호르몬 생산을 늘려주기도 한다.

백색지방은 우리가 알고 있는 지방으로 성인의 경우 15~20%를 차지한다. 30~70마이크로미터 크기인데, 많이 먹거나 비만하게 되면 점점 커진다. 지방세포의 크기 자체가 커지는 것이다. 백색지방은 남는 칼로리를 지방

3종류의 지방세포

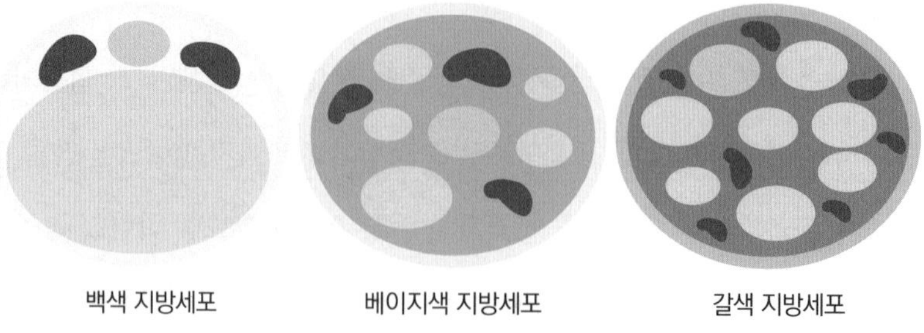

갈색지방이 적으면 그만큼 기초대사 열량이 떨어져 비만이 잘 생기게 된다. 갈색지방이 적당히 많아지면 백색지방을 태워 열을 생성하므로 비만을 예방하거나 치료하는 데 큰 도움이 된다.

으로 바꿔 저축한다. 식사 후 혈당이 높아지면 인슐린이 혈당을 지방으로 바꾸고, 지방산이 다시 트라이아실글리세롤로 변환되어 간에 영양분을 쌓아둔다. 그래서 비만이면 지방간인 경우도 흔하다.

갈색지방은 20~40마이크로미터로 백색지방보다 작고, 여러 개의 작은 지질방울로 존재한다. 갈색지방은 철분을 함유한 미토콘드리아 때문에 갈색으로 보인다. 미토콘드리아는 세포의 에너지공장으로, 에너지를 만드는 과정에서 열을 발생시키는데 이때 백색지방을 원료로 삼는다. 그래서 갈색지방이 활성화되면 좀처럼 살이 찌지 않고 살을 빼기에도 유리하다.

갈색지방이 적으면 그만큼 기초대사량이 떨어져 비만이 잘 생기게 된다. 갈색지방이 적당히 많아지면 백색지방을 태워 열을 생성하므로 비만을 예방하거나 치료하는 데 큰 도움이 된다. 정상적인 성인은 비만인 사람보다 갈색지방이 4배나 많으며, 갈색지방은 주로 목 뒤, 등 쪽에 분포한다는 연구결과가 있다. 백색지방을 갈색지방과 비슷한 역할을 하는 베이지색지방으로 바꾸는 이리신 호르몬은 근력운동을 많이 할 때, 그리고 주위 환경이 추울 때 잘 생긴다. 따라서 약간 추운 환경에서 근육운동을 하면 베이지색지방을 많이 만들어내는 데 유리하다.

멜라토닌 억제되면 암 위험 높다

멜라토닌은 우리 몸에서 미토콘드리아 손상을 예방하고 암 발생률도 낮춘다. 오래전 하버드대학교에서 야근이 잦은 간호사들의 유방암 발생률이 유난히 높은 이유를 연구한 적이 있다. 그 결과 야근하는 동안에는 밤에도 밝은 빛에 노출되어 있기 때문에 멜라토닌 분비가 억제되어 발암 위험이 높아진다는 것이 밝혀졌다. 유방암은 여성호르몬인 에스트로겐의 영향을 많이 받는데, 에스트로겐의 분비를 조절하는 것이 바로 멜라토닌이다. 멜라토닌은 해가 지면 분비되기 시작해서 해가 뜨면 감소해야 하는데, 인공 빛이 멜라토닌의 자연스러운 분비 주기를 혼란스럽게 해서 에스트로겐 분비에까지 영향을 미쳐 유방암을 유발한 것이다. 마침내 세계보건기구WHO 산하 국제암연구소는 2007년, 멜라토닌 분비에 방해가 되는 야간의 인공조명을 2A급 발암 위험물질로 지정하기에 이른다.

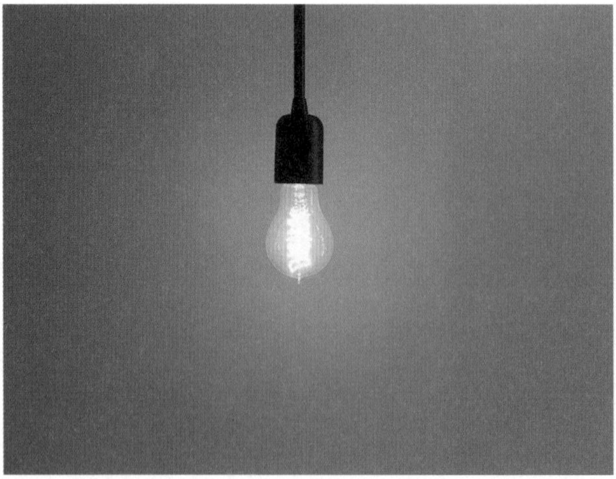

멜라토닌 부족이 여성에게만 위험한 것은 아니다. 수면부족은 남성암인 전립선암의 발생 위험도 높인다. 미국 암학회의 연구결과, 하루 7시간 이하로 자는 남성은 평균 수면시간을 지킨 남성들에 비해 전립선암으로 사망할 확률이 더 높은 것으로 보고되었다. 매일 3~5시간 정도 자는 남성은 55%, 하루 6시간을 자는 남성은 29%가 더 높았던 것이다.

멜라토닌은 신경의 퇴행도 예방한다. 멜라토닌 호르몬이 부족하면 알츠하이머성 치매나 파킨슨병 같은 질병도 더 잘 생길 수 있다.

수면의 양과 질은 성장호르몬과 멜라토닌 호르몬 분비와 직결된다. 이 두 가지가 잘 분비되게 하려면 낮에는 햇볕을 충분히 쬐면서 유산소운동을 하고 밤에는 충분히 자는 것이 중요하다. 동시에 각 호르몬의 원료가 되는 음식을 잘 섭취하는 것도 중요하다. 성장호르몬의 원료인 단백질과 멜라토닌 호르몬이 잘 나오게 하는 체리, 바나나, 토마토, 달걀 등의 음식을 충분히 섭취하는 것이 좋다.

3

몸을 움직여야 순환기계가 건강하다

12만㎞ 달리며 영양과 산소 공급하는 혈액

옛말에 '기가 막히면 죽는다'고 했다. 먹고 움직이는 것은 상황에 따라 중단할 수 있지만, 호흡과 맥박은 잠시라도 멈출 수가 없다. 기혈氣血의 흐름이 막혀서는 한시도 편히 살아있기 어려울 것이다.

흔히 혈관이나 피부는 장기라고 생각하지 않는 경우가 있는데, 전신에 혈액을 공급하는 혈관과 온몸을 감싸고 있는 피부는 일정 정도 이상 상하거나 다치면 생존에 지장을 주는 아주 중요한 장기다. 사람의 몸에는 굵고 가는 혈관이 무수히 산재해 있다. 온몸의 혈관을 이으면 길이가 12만km 정도. 지구의 두 바퀴 반을 돌 수 있는 길이가 된다. 혈액은 12만km의 혈관 속을 쉴 새 없이 흐르면서 전신에 영양과 산소를 공급하고 노폐물을 수거

한다. 그런데 그 통로에 갑자기 장애물이 나타나 흐름을 막는다면? 그 주변 부위는 필요한 물질을 공급받지 못해 고장이 날 수밖에 없다.

뇌혈관에 장애가 생기는 뇌출혈은 일단 발생하면 사망할 확률이 아주 높고 후유증으로 언어장애나 한쪽 몸에 마비가 생길 수 있다. 뇌혈관이 막히는 뇌경색은 24시간 안에 치료하지 않으면 언어장애와 행동장애가 영원히 남을 수 있다. 심장혈관에 문제가 생기면 운동을 하거나 계단을 오를 때 가슴이 조이는 협심증이 생길 수 있고, 심장혈관이 막히면 심장근육이 멈추는 심근경색이 되어 갑자기 사망할 수도 있다. 당뇨병은 합병증이 무서운 질환인데, 치료가 잘 안 돼서 하지동맥이 막히게 되면 발가락 끝부터 썩어 들어가 결국 발가락을 잘라내야 하는 경우도 적지 않다.

혈전 위치 따라 발생하는 다양한 장애들

동맥뿐 아니라 정맥의 순환이 막혀도 문제는 심각하다. 하지정맥에서 혈전이 생겨 폐로 가는 혈관을 막으면 폐경색이 일어나 사망까지 이르는 경우도 있다. 몇 년 전, 영국에서 비행기 일반석을 타고 가던 여성 승객이 하반신이 마비되었다며 항공사를 상대로 소송을 벌인 적이 있었다. 다리에서 생긴 혈전이 흘러가다 척추 부위 혈관을 막은 것이 문제였다. 이 여성의 경우는 그나마 불행 중 다행이었다. 만일 혈전이 폐동맥으로 향해 급성 폐경색이라도 일으켰다면 생명이 위태로울 수도 있었다. 척추나 폐가 아닌 다른 장기로 가는 경우에도 해당 장기에 심각한 문제를 일으킬 수 있다.

혈액순환 장애로 일어날 수 있는 증상들

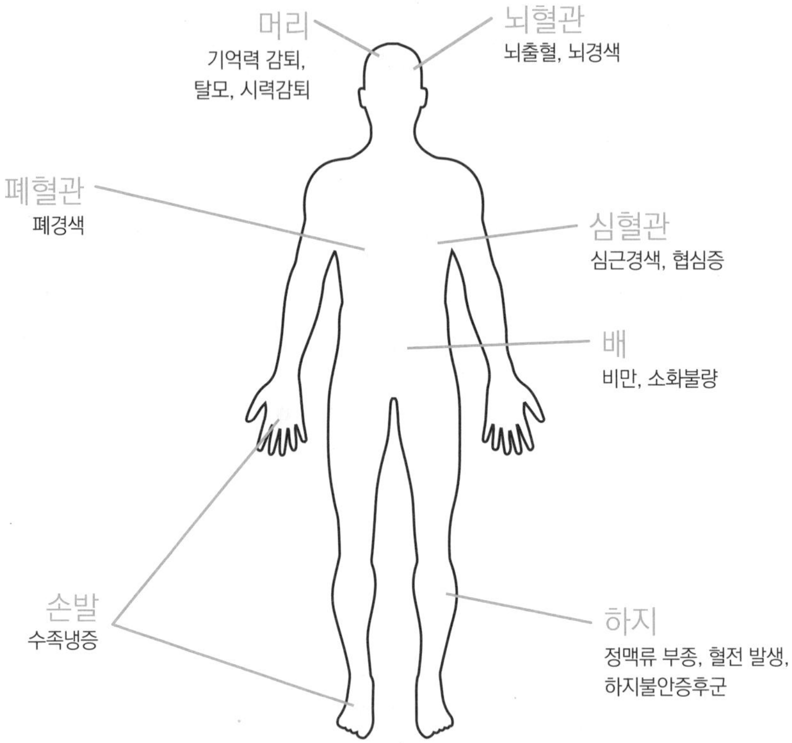

하지정맥은 심장박동의 힘으로 순환하는 동맥과 달리 하지의 근육이나 발바닥을 사용할 때 가해지는 운동 압력의 도움을 많이 받는다. 비행기의 비좁은 이코노미석에 답답한 자세로 장시간 앉아있어야 할 때는 그러한 압력을 이용할 수 없으므로 하지혈관의 순환이 느려지고, 웅크리고 앉은 자세로 인해 일정 부위의 혈관이 장시간 눌려 혈전이 발생하기 쉽다. 이런 경우를 '이코노미클래스 증후군'이라고 하는데, 정식 병명은 '심부정맥혈전증'이다. 특히 평소 하지정맥의 순환이 잘 안 되는 사람이 장거리 비행을 하는 동맥이나 정맥의 혈액순환이 잘 안 되면 면역세포들이 그 부위에서 잘 활동할 수도 없어 질병에도 취약해진다. 체온도 떨어지게 되는데, 체온이 1℃ 떨어지면 면역력은 약 10~30%까지 떨어진다.

경우라면, 자리에서 자주 일어나 팔다리를 움직여주고 앉아서도 자주 주무르는 등 각별한 주의를 기울여야 한다. 평소 손발이 잘 붓고 저리거나 수족냉증이 있는 사람들이 여기에 해당한다. 특히 여성들은 여성호르몬 변화로 인해 하지 순환이 잘 안 되어 하지부종과 손발 저림이 잘 생기고, 하지불안증후군이 생기기도 한다.

동맥이나 정맥의 혈액순환이 잘 안 되면 각종 장기에 영양분을 공급할

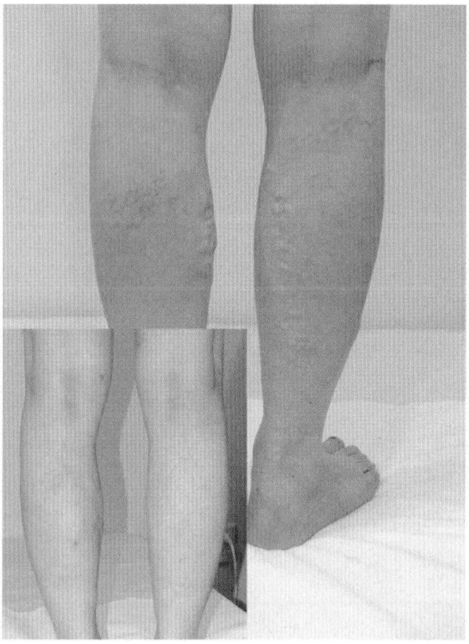

수도 없고, 질병을 예방하는 면역세포들이 그 부위에서 잘 활동할 수도 없어 질병에도 취약해진다. 흔히 체온도 떨어지게 되는데, 체온이 1℃ 떨어지면 면역력은 약 10~30%까지 떨어진다.

혈액순환이 안 되면 신진대사가 느려지며 기초대사량도 낮아진다. 그 결과, 쉽게 살이 쪄서 비만으로 인한 각종 질병과 암에도 취약해진다.

혈액순환이 안 되는 데에는 여러 가지 이유가 있을 수 있으나 생활 속에서는 영국 여성처럼 같은 자세로 오래 앉아있는 것, 즉 움직이지 않는 것이 가장 흔한 이유다. 문제는 대부분의 직장인이나 학생은 종일 책상머리에 앉아있을 수밖에 없다는 것이다. 오랫동안 한자리에서 꼼짝 못 하고 앉아 있어야 하는 경우라면, 종아리에 힘을 주었다 푸는 펌프운동이나 발목을 까딱거리는 정도의 움직임만으로도 하지의 혈액순환을 도울 수 있다. 4장의 운동편에서 발 펌프운동을 참고하면 좋다(p.200 '발 펌프운동' 참조).

운동은 수명을 늘려준다

운동하라는 말을 너무 자주 들어서 잔소리로 느껴지거나, 미루고 또 미루는 숙제처럼 들리는 사람이 적지 않을 것이다. 밀린 방학숙제라면 개학 직전 벼락치기라도 할 수 있고 하다 못하면 선생님께 혼이 나면 그만이지만, 운동부족으로 면역력이 떨어지면 질병이 잘 생기며 후유증까지 이어질 수 있다는 것이 문제다. 사람이 가진 것 중에 가장 중요한 재산이 건강이고, 그 건강을 지키는 가장 중요한 방법은 운동이다.

운동이 건강에 필수조건인 이유는 몇 가지가 있다.

우선 운동을 하면 혈액순환이 잘 된다. 땀이 나는 것이 그 증거인데, 신진대사가 좋아지면서 체온이 올라가고 그에 따라 면역력이 증가하게 된다. 체온을 올려 땀을 흘리는 게 좋다고 찜질방에 가거나 사우나, 족욕 등을 하면 된다고 생각하는 사람도 있는데 그런 것은 아무런 도움이 되지 않는다. 인위적으로 열을 내는 사우나나 찜질, 족욕은 뜨거운 외부 열기 때문에 피부 겉온도만 올라간다. 몸속까지 같이 더워지는 것처럼 느껴지지만 혈액순환은 피부 단위에서만 활발해질 뿐, 내부 장기에서는 오히려 혈액순환이 잘 안 된다. 반면 운동을 하며 몸을 쓰게 되면 각종 장기를 다 움직이게 되므로 장기 속까지 혈액순환이 활발해진다. 몸 안까지 체온이 올라가는 것이다.

특히 유산소운동으로 혈액순환이 잘 되면 혈관 속에 있는 노폐물을 바깥으로 내보내면서 나쁜 콜레스테롤인 LDL은 낮추고 좋은 콜레스테롤인 HDL을 증가시키게 된다. 덕분에 뇌혈관질환, 심혈관질환 예방에도 큰 도움이 된다. 유산소운동을 하면 뇌혈관에도 혈액이 풍부하게 공급되므로 치매 예방과 기억력 향상에도 좋다.

운동의 효과

운동 ⟶ 혈액순환↑ ⟶ 체온↑ ⟶ 면역력↑

활동적인 사람이 더 오래 산다

활동적인 사람이 더 오래 산다는 것은 여러 연구결과 밝혀졌다. 미국 심장학뇌졸중학회는 '보다 나은 삶을 위한 7가지 조건Life's Simple 7'으로 '활동적인 삶Active Life'을 가장 먼저 꼽았다. 운동이 세포 단위에서 노화를 억제하기 때문이다.

DNA의 끝에는 노화와 수명을 좌우하는 텔로미어telomere가 있는데, 이 텔로미어가 길수록 장수한다. 텔로미어는 유전이나 생활습관, 특히 스트레스의 영향을 크게 받는데, 운동이 스트레스로 인한 텔로미어 손상을 막아준다. 구체적으로 운동을 주 3회 정도 하는 사람의 사망률은 운동을 전혀 안 하는 사람에 비해 무려 40%나 낮다는 연구논문도 여러 차례 발표되었다. 이는 당연한 결과다. 운동으로 인해 혈액순환이 잘 되면 세포마다 영양분을 잘 전달할 수 있고, 장기마다 면역세포를 잘 공급받게 된다. 그와 동시에 조직에서 생긴 노폐물과 과도한 활성산소는 바로바로 제거할 수 있다. 덕분에 장기가 튼튼해지고 면역력도 올라가면서 암을 비롯한 각종 질병 예방에 도움이 되는 것이다.

반대로 운동은커녕 몸을 너무 아끼고 안 움직이게 되면 먹는 열량을 다 소모하지 못해 살이 찌게 되고 이는 대사증후군으로 이어지곤 한다. 대사증후군은 고지혈증이나 고혈압 또는 당뇨병의 전 단계로 성인병과 암의 경고 단계에 해당한다.

운동은 헬스장과 같은 시설에서 체계적으로 하는 것도 좋지만 평소 생활

DNA의 끝에 붙어있는 텔로미어. 텔로미어가 길수록 장수하는데, 유전이나 생활습관, 특히 스트레스의 영향을 크게 받는데, 운동이 스트레스로 인한 텔로미어 손상을 막아준다.

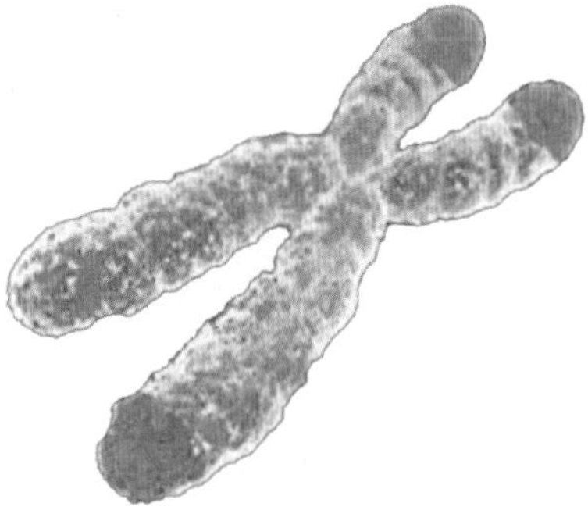

평소 '생활 속 운동법'만으로도 큰 도움이 된다. 효과적인 유산소운동이 되려면 평소 걸음보다 두 배 빠른 속도로, 보폭도 조금 넓게 걷는다. 10분 정도 빨리 걷다가 1~2분 정도 천천히 걷는 식의 속도 조절은 칼로리 소모에 더 도움이 된다.

속 운동법을 익히는 것이 더 도움이 된다. 코로나 19 바이러스로 인해 사회적 거리 두기를 실천해야 했던 2020년 봄처럼 밖으로 나가는 것이 어려운 상황에서도 생활 속의 운동은 계속할 수 있기 때문이다.

유산소운동, 천천히 걷기와 빨리 걷기를 반복한다

운동에는 크게 유산소운동과 근력운동이 있다. 유산소운동을 하는 가장 좋은 방법은 평소 자기 걸음보다 두 배 빠른 속도로, 보폭도 조금 넓게 걷는 것이다. 이때 10분 정도는 빨리 걷다가 1~2분 정도 천천히 걷기를 반복하는 완급 조절 운동이 칼로리 소모에 더 도움이 된다. 평소 출퇴근이나 점심식사 하러 오갈 때 이렇게 걷는 습관을 들이면 헬스장에 갈 수 없어도 운동하는 것이 어렵지 않다. 중요한 것은 이때 발을 뒤꿈치부터 내디뎌야 한다는 것이다. 그래야만 무릎이나 발에 무리가 안 가고 관절염도 예방할 수 있다.

가볍고 손쉬운 운동이라 해서 효과를 얕봐선 안 된다. 미국 의학협회저

널에 실린 한 연구에 따르면 매일 30~60분씩 일주일에 4~5회 걷는 사람들의 사망률은 규칙적인 운동을 전혀 하지 않은 사람들보다 60%나 더 낮다고 한다. 농구나 배구, 축구처럼 격한 운동을 하는 전문적인 선수들은 오히려 노화도 빨리 오고 평균수명도 짧다는 통계도 있다. 건강이 아니라 승부를 위해 지나치게 강하게 운동하는 탓이다.

근력운동, 적당한 난이도로 꾸준히

근력운동을 너무 많이 하거나 자신의 체력을 고려하지 않고 과하게 하게 되면 오히려 독이 된다. 근육통이 문제가 아니다. 과도한 운동은 활성산소를 지나치게 발생시키고 피로물질인 젖산도 과도하게 만들어낸다. 이것이 다시 혈관을 망치고, 면역세포들은 피로물질을 제거하느라 과로하게 되어 다른 항원의 침입에 대한 방어능력이 약해질 수 있고, 심하면 뇌혈관질환이나 심혈관질환, 치매까지도 생길 수 있다. 젖산은 암세포의 성장을 돕는다는 연구결과도 있다.

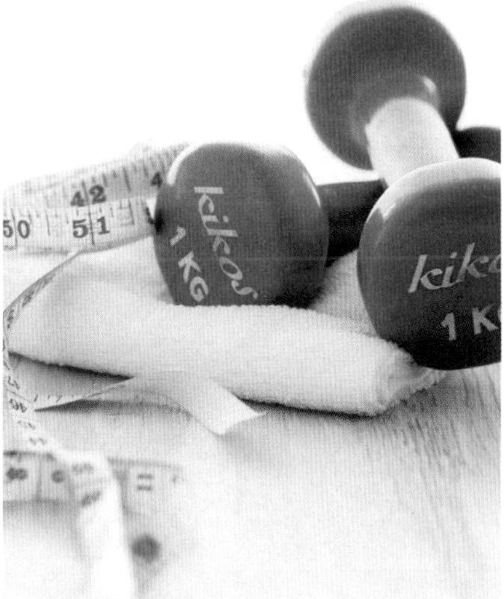

근력운동의 가장 좋은 방

법은 자기가 들 수 있는 무게의 50% 정도로 지치지 않을 만큼만 하는 것이다. 필자는 평소 책상에 대고 팔굽혀펴기를 하거나 진료실 문 사이에 철봉을 매달아두고 드나들 때마다 매달려 턱걸이를 몇 개씩 하고 있다. 턱걸이가 힘든 경우는 1~2kg 무게의 아령으로 팔운동을 하는 것도 큰 도움이 된다. 필자의 지인 중에는 60세가 넘은 일반인인데 30년 동안 꾸준히 해온 아령운동 덕분에 지금도 30대와 같은 몸매를 유지하는 분이 있다. 이분처럼 매일 조금씩, 무리하지 않되 꾸준하게 하는 것이 근력운동에서 가장 중요한 포인트다.

운동할 시간과 공간이 없다면 필자처럼 일상 속에서 운동할 수 있는 틈을 만들라고 부탁하고 싶다. 너무 지쳐서 운동을 할 기력조차 없다고 말하는 이들도 있지만 오히려 운동을 해야 에너지가 채워진다. 몸을 움직이는데 몰입하는 동안 스트레스도 풀린다. 몸이 활력을 찾으면 불면증이나 불안, 우울증과 같은 증상 치료에도 큰 도움이 된다. 운동하는 습관은 특히 나이가 들어갈수록 중요하다. 나이가 들수록 골밀도와 근육량이 줄어들어 넘어지기도 쉽고, 넘어지면 크게 다친다. 아직 운동을 습관화하지 않았다면 지금이라도 일상 속에서 몸을 적극적으로 움직이고 운동하는 습관을 들이도록 하자. 생활 속의 운동은 면역력 강화뿐 아니라 삶의 질을 높이기 위해서도 무척 가치 있는 일이다.

햇빛을 봐야 밤잠도 잘 잔다

자외선 때문에 햇빛을 피하는 사람들이 많다. 강한 태양의 직사광선은 사람에게 지나치게 노출되면 피부와 시력에 손상을 입힐 수 있다. 지나친 자외선은 악성 피부암을 유발할 수도 있고 피부의 활성산소를 높여 면역기능도 떨어뜨릴 수 있다. 하지만 햇빛을 받음으로써 입을 수 있는 건강상의 피해와 얻을 수 있는 유익을 대비하자면, 햇빛을 피하는 것보다는 받으며 활동하는 것이 백배 더 유익하다. 다만 직사광선이 너무 지나치지 않도록 유의할 필요는 있다.

자외선이 피부노화나 기미, 주근깨, 피부암 등의 원인이라고 염려하는데 사실 이런 피부질환은 우리 같은 황인종보다는 백인에게 더 잘 생긴다. 기미나 주근깨가 생기는 것이 싫다면 얼굴에만 자외선 차단제를 바르거나 모자를 쓰고 나가면 된다.

햇빛은 인체의 바이오리듬(생체시계)이나 호르몬의 조절과도 직접적인 관련이 있어서, 밖에서 햇볕을 쬐면서 움직이는 것은 면역력뿐 아니라 건강한 정신신경작용을 위해서도 필수적이다. 건강하게 우거진 나무들은 풍부한 햇빛과 물, 그리고 바람이 잘 부는 환경에서 형성된다. 우리 인체의 건강에도 햇빛은 필수적이다.

실보다 득이 더 많은 햇볕 쬐기

인체에 필수적인 비타민 중에는 음식으로 섭취할 수 없는 것들이 있다. 비타민 D는 피부에서, 비타민 K와 나이아신(비타민 B_3)은 장에서 합성된다. 몸에서 직접 만들어 쓴다는 것은 그만큼 인체에 필수적인 성분이라는 의미다.

그러나 비타민 D는 음식으로 섭취할 수 없는 성분이기 때문에, 만약 몸에서 제대로 합성해내지 못하면 결핍을 해소하기 어렵다는 역설적인 문제가 있다. 때문에 이 영양소들이 체내에서 합성되기 좋은 환경과 원료식품의 공급에 의식적인 노력을 할 필요가 있다.

인체에서 비타민 D의 역할은 여러 가지로 중요하다. 가장 중요한 것은 체내에서 칼슘을 비롯한 미네랄의 흡수를 돕는 것이다. 칼슘은 피와 뼈에 필요한 중요 성분으로 충분한 공급이 필요하다. 칼슘이 많이 든 식품이나 영양제를 먹더라도 비타민 D가 부족하면 몸에 잘 흡수되지 않는다. 또 모든 암환자에게서 비타민 D 부족 현상이 관찰되기도 하는데, 이로 미루어보면

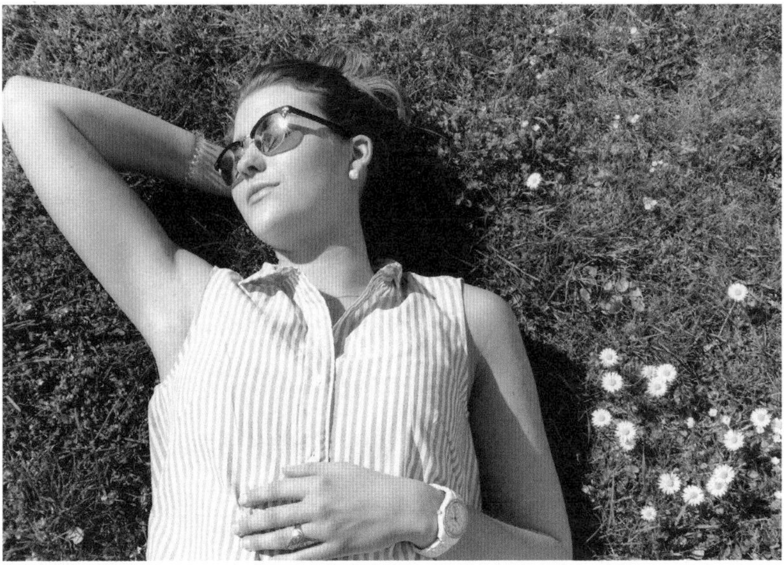

비타민 D가 암세포에 대항하는 면역세포의 기능에도 관여한다는 것을 짐작할 수 있다. 비타민 D가 부족한 노인은 기억력 등의 인지기능이 2~3배 빠르게 떨어진다는 연구결과도 있다.

비타민 D는 햇볕을 쬐었을 때 피부에서 만들어진다. 비타민 D가 많은 음식으로 고등어나 정어리, 말린 표고버섯, 말린 목이버섯이 꼽힌다. 이들 식품에 들어있는 것은 사실 비타민 D의 전구체인 프로비타민 D_3 상태다. 프로비타민 D_3는 햇빛을 쐬었을 때 프리비타민 D_3를 형성하여 활성화된 비타민 D_3로 작용할 수 있다. 버섯을 햇볕에 말리는 것도 이 때문이다. 따라서 비타민 D가 풍부한 음식을 먹었더라도 햇빛을 적절히 받아야만 비타민 D의 효과를 볼 수 있다.

세로토닌, 우울증 예방에 효과

햇빛 아래 머물러야 하는 또 다른 이유는 그래야만 숙면 호르몬인 멜라토닌 호르몬과 행복호르몬인 세로토닌이 잘 생성되기 때문이다. 세로토닌의 90%는 장에서 만들어진다. 세로토닌 전구물질은 소장에 90%, 혈소판에 8%, 뇌에는 겨우 2%만 존재한다. 따라서 소장에서 뇌로 세로토닌 전구물질을 보내줘야만 뇌에서 세로토닌을 원활하게 합성할 수 있다.

행복호르몬인 세로토닌은 밝을 때 활발하게 분비된다. 숙면 호르몬인 멜라토닌도 낮에 햇빛을 충분히 받아야 잘 형성된다. 그러므로 어두운 곳에만 있으면 세로토닌이 부족해져서 기분도 우울해질 수 있다. 멜라토닌도 부족해져서 깊은 잠을 이룰 수 없다. 잠이 부족하면 기분은 더욱 우울해지고 그럴수록 사람들은 밖에 나가지 않고 웅크리려는 경향이 있다. 이 악순환을 끊어야 한다. 방법은 간단하다. 햇빛 아래에서 몸을 움직이는 것이다.

'낮에는 환하게, 밤에는 어둡게' 자연의 리듬에 맞춰 살아야 잠도 잘 자고 건강할 수 있다는 것을 명심하자.

스트레스가 자율신경 균형 깨뜨린다

스트레스와 자율신경

스트레스가 만병의 근원이라는 것은 누구나 안다. 간단하게 말하면 스트레스는 자율신경의 기능에 불균형을 초래해 크고 작은 염증부터 암까지 다양한 질병을 초래할 수 있다.

우리 몸은 거의 모든 순간, 거의 모든 세포가 자율신경의 지배를 받고 있다. 집중해서 일을 하거나 운동을 하거나 흥분하거나 고민할 때는 교감신경이, 음식을 먹거나 쉬거나 잘 때는 부교감신경이 지배적으로 움직인다. 교감신경이 흥분·긴장 담당이라면 부교감신경은 안정·완화 담당이라고 할 수 있다. 하루의 일과에 따라 교감신경과 부교감신경은 서로 높아졌다 낮아지면서 역할의 균형을 맞춘다. 아침에는 교감신경이 완만한 곡선을 그리며 상승한 스트레스는 인체 면역계를 뒤흔들어 한바탕 소동을 벌이게 만든다. 그 결과 면역시스템의 전투력을 소모시키고 내분비 시스템을 교란시켜 비만 당뇨와 염증을 유발하고 체내 독성물질을 증가시킨다.

시간대에 따라 달라지는 자율신경의 균형

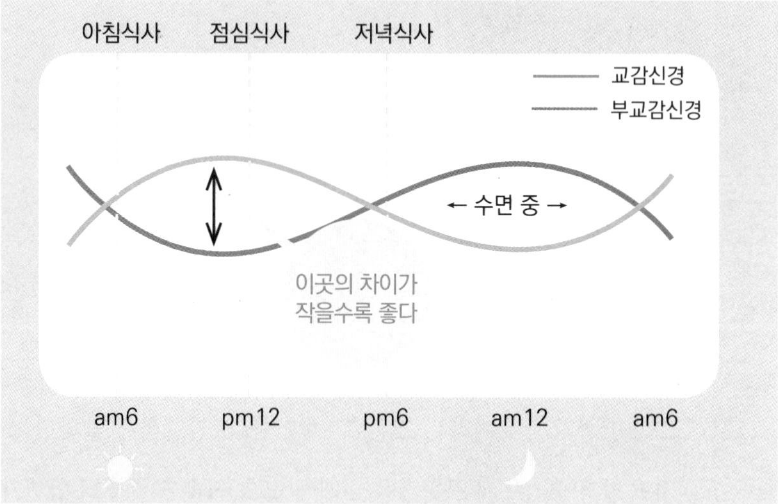

다면 밤에는 부교감신경이 우위에 올라 몸의 휴식을 돕는다.

면역의 주력을 담당하는 백혈구도 자율신경의 지배를 받는다. 교감신경이 주도하는 낮 동안에는 과립구가 증가하는 반면, 부교감신경이 주도하는 밤에는 림프구가 증가한다. 사람이 낮에는 활동을 많이 하므로 몸을 다치게 될 가능성이 높고 스트레스도 많이 받게 된다. 때문에 우리 몸은 세균을 잘 막아낼 수 있는 과립구를 증가시켜 이에 대비하는 것이다.

면역계 교란시켜 염증을 유발하는 스트레스

그런데 스트레스는 아주 주의해야 한다. 정신적 스트레스를 받을 때도 교감신경은 몸이 어떤 이물질의 공격을 받은 것처럼 비상신호를 보낸다. 이때 면역계는 상처를 입었을 때와 마찬가지 방법으로 방어작용을 시작한다. 세균에 맞서기 위한 과립구가 증가하는 것인데, 실제로는 물리쳐야 할 세균이나 이물질이 없기 때문에 출동한 과립구는 체내에서 활성산소로 작용하면서 멀쩡한 체세포를 공격하는 수가 있다. 특히 위장이나 대장처럼 노폐물이 많은 부위를 주로 공격한다. 스트레스로 인한 신경성 위염이나 대장염으로 고생한 경험을 떠올리면 이해하기 쉬울 것이다.

스트레스 외에 다른 원인 없이 발생한 염증은 곧 아물게 된다. 하지만 이 같은 증상이 지속적으로 반복되면 일부 세포는 유전자 변이를 일으켜 암으로 발전할 수도 있다. 과거 한국인에게 많았던 위암은 주로 맵고 짠 음식이 원인으로 지목되곤 했지만, 사실은 스트레스성 원인이 컸던 것도 사실이다.

게다가 스트레스를 받으면 체내 면역계는 긴장이 되어 온몸이 방어태세로 들어간다. 이때 부신피질에서는 스트레스 호르몬인 코르티솔이 분비된다. 싸움에 대비해 에너지를 준비하느라 혈액 내 포도당이 증가하고, 증가한 포도당을 비축하기 위해 인슐린이 분비돼 내장지방을 쌓는다. 스트레스가 당뇨병이나 비만으로 이어지는 과정이다. 부신수질에서는 공격호르몬인 노르아드레날린이 분비된다. 그러면 혈관이 수축되면서 혈압도 올라간다. 이 작용 또한 자주 반복되거나 지속되면 혈액순환장애를 일으키는 요인이 될 수 있다. 혈액순환장애는 앞서 언급했듯 가볍게는 손발 저림과 두통, 심하면 뇌혈관이나 심혈관에서 순환장애로 이어져 심각한 문제가 될 수 있다.

적당한 흥분이나 긴장은 신진대사를 빠르게 해 살을 빼는 데 도움이 되지만 지나친 긴장과 흥분이 문제다. 이런 스트레스 상태가 오래 지속되면 자율신경과 호르몬의 균형이 무너져 면역력이 떨어질 수밖에 없다. 다시 말해 스트레스는 인체 면역계를 뒤흔들어 한바탕 소동을 벌이게 만들고, 그 결과 면역시스템의 전투력을 불필요하게 소모시키고 내분비 시스템을 교란시켜 비만·당뇨와 염증을 유발하고 체내 독성물질을 증가시켜 질병에 이르게 하는 것이다.

교감신경을 흥분시키는 대표적인 음식은 카페인이다. 미국에서는 학교에서 에너지음료 파는 것을 금지하고 있다. 카페인이 과다하게 들어있는 에너지 음료 때문에 어린 학생이 사망한 경우가 있었기 때문이다. 카페인이 교감신경을 지나치게 흥분시키면 행동이 과격해지고, 심장이 약하거나 부정맥이 있는 사람은 혈액순환 장애를 일으켜 심하면 사망할 수도 있다.

부교감신경 항진은 저혈압의 원인

그렇다면 안정을 담당하는 부교감신경이 높으면 건강에 좋을까? 결론부터 말하면 그렇지 않다. 부교감신경은 각종 체내활동을 진정시키는 역할을 주로 맡고 있다. 교감신경과 반대로 작용한다고 보면 된다. 하지만 그 작용이 지나치게 활발해지면(항진) 혈관이 이완되면서 혈압을 떨어뜨려서 기립성저혈압이나 만성저혈압이 생길 수 있다. 저혈압으로 혈액순환이 느려지

교감신경이 너무 항진되어도, 부교감신경이 항진되어도 몸은 균형을 잃는다. 자율신경도 균형이 중요하다. 그러나 자율신경은 스스로 알아서 작동하는 것이므로, 생활습관과 환경의 개선 등을 통해 자연스런 방법으로 균형을 유도해야 한다.

면 인체 말단부위에 순환이 잘 안 되거나 하지부종이 생길 수 있으며, 혈전이 쉽게 생성되어 혈관을 막는 사고가 생길 가능성도 높아진다. 혈액순환이 잘 안 되면 면역세포의 활동도 둔화된다.

더 큰 문제는 부교감신경이 우위일 때는 면역계에서 림프구가 많이 증가해 알레르기성 질환이 생기기 쉽다는 것이다. 림프구의 임무는 바이러스와 싸우는 것이다. 바이러스가 없는데도 림프구가 많아져 싸움이 격렬해지면 아토피성 피부염, 알레르기성 비염, 기관지천식, 꽃가루 알레르기와 같은 알레르기성 질환부터 루프스나 류머티스 관절염 같은 자가면역질환까지 일으킬 수 있다. 스트레스 없이 편하게 느긋하게만 살아도 면역력이 떨어질 수 있는 것이다.

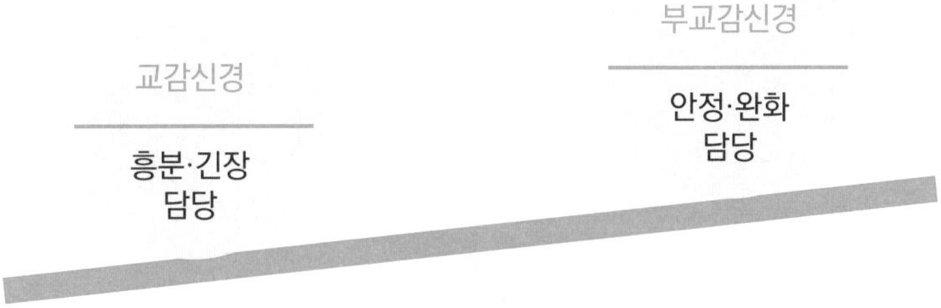

환경개선과 자율신경의 균형을 맞추자

교감신경이 너무 항진돼도, 부교감신경이 너무 항진돼도 몸은 균형을 잃는다. 자율신경도 균형이 중요하다. 교감신경과 부교감신경이 균형을 이뤄야 혈액순환도 잘 되고 신진대사가 원활해져 비만이나 다른 질병도 예방하거나 치료할 수 있다.

자율신경은 말 그대로 스스로 알아서 작동하는 것이므로 자율신경의 반응을 의도적으로 조절할 수는 없다. 따라서 자율신경의 작용 원인이 되는 생활환경과 습관을 교정함으로써 자율신경이 균형을 이루도록 유도해야 한다.

자율신경은 스트레스는 물론 환경이나 직업, 수면습관이나 날씨, 운동 등 여러 가지 변수에 좌우되는데 이 변수들 중에는 조절할 수 있는 것도 있다. 환경이나 생활습관, 운동 등 조절 가능한 것부터 적극적으로 개선하는 것이 좋다. 예를 들어 너무 늘어져 지내거나 몸을 움직이지 않다 보면 부교감신경이 과도해질 수 있는데, 이때는 운동을 하거나 몸을 적극적으로 움직임으로써 교감신경을 끌어올려 균형을 맞출 수 있다. 반면 교감신경이 더 활발한 사람이라면 음식을 천천히 먹거나 잠을 충분히 자는 등 신경을 이완시키는 방법으로 균형을 꾀할 수 있다.

나

영양의 균형,
환경의 균형

노화와 성인병의 원인, 활성산소

잃어버린 산소 원자를 찾아서

활성산소는 음식물을 소화시켜 에너지원으로 만드는 과정에서 발생한다. 따라서 누구나 활성산소를 피할 수는 없다. 다행히 활성산소는 항산화효소에 의해 제거된다. 항산화효소는 채소나 과일, 건강보조식품으로 섭취할 수 있다.

적정한 활성산소는 바이러스나 박테리아를 공격해 면역에 도움이 될 수 있다. 하지만 대부분은 과도하게 존재하면서 인체의 모든 부분을 공격한다. 활성산소는 정상적인 산소 원자Atom에서 전자가 하나 부족해진 불안정한 물질이다. 짝을 이루어야 할 전자가 하나만 있으니 짝을 찾으려 이리저리 돌아다니다 다른 원자에서 전자 하나를 빼앗기도 하는데 이 과정에서 말

썽을 일으키는 것이다. 떠돌면서 다른 조직에 산화적 손상을 입히기 때문이다. 활성산소가 세포막에 있는 지방산 분자에서 전자 하나를 빼앗으면, 전자를 빼앗긴 지방산 분자는 또 다른 분자를 공격하는 연쇄반응이 일어난다. 활성산소가 과도하게 생기면 이 같은 연쇄반응이 늘어나며 세포막과 DNA, 혈관 등을 손상시킨다. 이것이 노화와 성인병의 원인이 된다.

활성산소가 지질과 반응하면 산화지질을 만들어 죽상경화증을 유발하고, 산화지질이 혈관세포를 괴사시켜 혈관벽이 손상되면 뇌혈관질환이나 심혈관질환도 생길 수 있다. DNA와 반응하면 유전자 변형을 일으켜서 암이 생기게 할 수도 있다. 우리 몸에서는 매일 누구에게나 3천~5천 개의 돌

활성산소로 인해 생길 수 있는 질병

뇌	알츠하이머, 치매, 파킨슨병, ADHD, 불면증, 우울증, 암, 다발성 경화증, 루게릭병, 강박장애, 자폐성 장애, 편두통, 양극성 장애
눈	황반변성, 망막변성, 백내장
심장	심근경색, 고혈압, 죽상경화증, 협심증
폐	천식, 만성 폐쇄성 폐질환, 알레르기성 질환, 암, 만성 기관지염
신장	만성 신질환, 신장염
혈관	죽상경화증, 하지정맥류, 고지혈증
면역계	만성염증, 자가면역질환, HIV, 헤르페스, 크론씨병, 간염
관절	류머티스성 관절염, 골관절염, 건선성 관절염
피부	주름, 여드름, 암, 습진, 건선, 피부염
기타	당뇨병, 만성피로, 중금속 중독, 라임병, 섬유근육통

활성산소는 음식물 소화나 호흡 등의 일상적인 활동에 의해 언제나 자연스럽게 발생한다. 다행히 항산화효소에 의해 제거되는데, 항산화효소는 채소나 과일, 건강보조식품으로 섭취할 수 있다. 문제는 활성산소가 지나치게 발생하는 경우다.

연변이세포가 새로 발생한다. 이것은 일상적인 현상으로, 변이세포가 모두 암으로 발전하지는 않는다. NK세포와 같은 면역세포가 알아서 제거하기 때문이다. 그런데 활성산소가 너무 많으면 손상되는 세포는 늘어나고, 면역세포 자체도 활성산소의 공격을 받아 면역기능이 떨어지므로 충분한 대응이 어렵게 된다. 미국 존스홉킨스 의과대학병원에 의하면, 과도한 활성산소는 전 세계 질병의 약 90% 이상에서 원인으로 작용하고 있다.

원인 피하고 항산화 성분 섭취하는 게 최선

활성산소가 지나치게 많아지는 원인은 다양하다. 과도한 음식 섭취, 잘못된 다이어트, 비타민과 미네랄 부족, 너무 심한 운동, 스트레스, 방사선물질, 중금속, 환경호르몬, 수면부족, 자외선, 식품첨가물, 튀긴 음식, 대기오염, 미세먼지, 담배, 만성염증, 과음, 운동부족, 수분부족 등 피할 수 있는 것부터 없는 것까지 헤아릴 수 없다. 수면부족이나 식품첨가물, 운동부족이나 수분부족처럼 피할 수 있는 원인을 최대한 피하면 활성산소는 덜 발생한다.

동시에 항산화 성분을 꾸준히 섭취하는 것도 활성산소를 줄이는 방법이다. 우리 몸속에서 자연히 발생되는 항산화 성분은 30대가 넘어가면 줄어들기 시작하므로 항산화식품이나 건강식품을 꾸준히 섭취할 필요가 있다.

필자의 경우에는 매일 30분씩 운동하고, 토요일이나 주말에는 되도록 햇볕을 많이 쬐도록 노력하며, 절대 음식을 과하게 먹지 않고, 잠은 7~8시간 정도 잔다. 술은 적당히 마시고 2차를 절대 안 간다. 오죽하면 별명이 119이다. 1차에서 1가지 술로 9시까지 끝내고 집으로 들어가기 때문이다. 이런 생활습관으로도 늘어나는 활성산소를 다 막아낼 수는 없다. 그래서 매일 항산화 성분을 섭취한다. 필자가 챙겨 먹는 성분을 공개하자면 이렇다. 우선 매일 비타민 C와 코엔자임Q-10을 한 알씩 섭취한다.

비타민 C는 면역세포인 백혈구를 활성화시키는 데 필요하고, 코엔자임 Q-10은 활성산소를 제거하는 한편 혈관 노화 예방과 심장 건강을 지키는 데 필요한 영양소다. 또한 면역력을 지키고 증진시키는 데 도움이 되는 프로바이오틱스와 프리바이오틱스도 매일 섭취한다. 단백질 섭취도 중요하다. 달걀을 매일 2알, 고기는 1주일에 2~3번 정도 조금씩이라도 섭취한다. 바이러스가 침투했을 때 제일 먼저 출동하는 NK세포가 무기로 활용하는 효소의 원료가 바로 단백질이기 때문이다.

(p.212 '단백질' 참조).

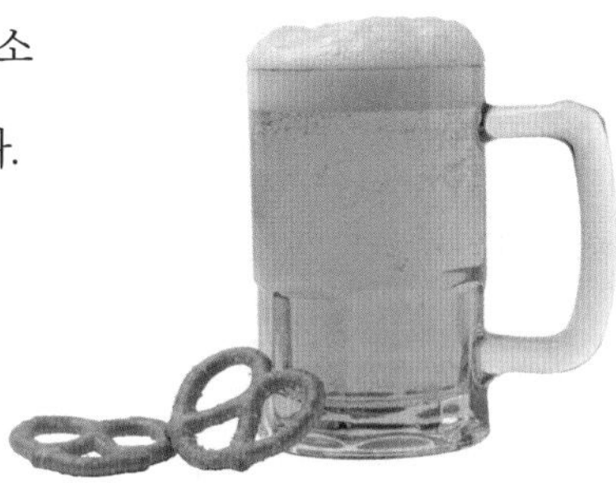

비타민, 미네랄 부족하면 영양실조 온다

칼슘과 비타민 부족은 '세계적 현상'

놀랍게도 현대인의 상당수가 영양결핍 상태다. 믿기 어렵겠지만 사실이다. 보건복지부에서 2020년 초에 발표한 '2018년 국민건강통계'를 보면, 우리 국민 중 영양취 부족자(2015년 보건복지부가 제정한 한국인 영양소 섭취기준의 75% 미만을 먹는 사람) 비율이 한눈에 드러난다. 단백질은 30.9%, 칼슘 67.4%, 철 36.1%, 비타민 A 74.6%, 비타민 C 72.7%, 나이아신(비타민 B_3)은 43.5%가 권장기준치보다 부족하게 섭취하고 있었다. 예를 들면 칼슘의 경우, 하루 권장섭취량이 성인 남성 기준 800mg인데, 100명 중 67명은 600mg도 섭취하지 않는 것으로 나타났다. 칼슘이 결핍된다면 치아나 뼈만 약해지는 것이 아니다. 칼슘은 혈관의 수축과 이완을 도와 심장박동을 안정적으로

영양 결핍 상태에 빠진 한국인

	영양섭취 부족자 비율 (75% 미만 섭취자)	성인 남녀의 영양소 섭취 기준량 (2015 보건복지부 기준)
단백질	30.9%	남성 60g, 여성 50g
칼슘	67.4%	남성 800mg, 여성 700mg
철분	36.1%	남성 10mg, 여성 14mg
비타민 A	74.6%	남성 750mcg, 여성 650mcg
비타민 C	72.7%	남성 100mg, 여성 100mg
나이아신 (비타민 B_3)	43.5%	남성 16mg / 여성 14mg

보건복지부의 2015 한국인의 영양소 섭취기준에 따른 영양섭취 부족자 비율(2018 국민건강통계)

유지하고 스트레스에 대한 저항력을 높이는 데도 필요한 영양소다.

영양결핍이 비단 한국인들만의 일은 아니다. 미국 등 다른 선진국의 통계에서도 크게 다르지 않다. 식생활 패턴과 주거환경의 차이에 따라 과부족의 형태는 다르지만 현대인의 많은 수가 영양결핍 상태인 '풍요 속의 빈곤'을 겪고 있는 것이다. 실제로 심한 간경화, 말기 암환자의 직접적인 사망원인 대부분은 영양실조라는 분석도 있다.

한 점의 미량원소가 면역력을 좌우한다

인체의 3대 영양소인 탄수화물, 단백질, 지방은 부족해지면 눈에 띄게 살이 빠지거나 몸이 허약해져 부족상태를 금방 알 수 있지만 비타민이나 미

인체의 3대 영양소인 탄수화물·단백질·지방이 부족해지면 눈에 띄게 살이 빠지거나 몸이 허약해져 금방 알 수 있지만, 비타민이나 미네랄 부족은 쉽게 알아채기 어렵다는 문제가 있다.

네랄 부족은 쉽게 알아채기 어렵다.

비타민은 '생명vital의 영양소amine'라는 이름처럼, 미네랄과 함께 인체의 대사활동에 없어선 안 되는 필수영양소다. 비타민은 우선 음식이 에너지로 바뀌는 과정에 필요한 효소와 조효소(효소를 보조하는 성분)의 구성 성분이다. 미네랄은 인체의 필수 조성 성분이자 신진대사에 관여하는 물질이다. 머리부터 발끝까지 미네랄이 안 들어가는 곳은 없다. 따라서 미네랄이 부족하거나 균형이 깨지면 면역체계에도 영향을 미쳐서 자연치유력이 떨어지고 노화가 진행된다.

비타민과 미네랄은 꼭 있어야 하는 성분이지만 사실 그 필요량은 아주 적다. 권장 섭취량이나 종합 비타민제의 성분 표시를 찾아 읽어보면 비타민이나 미네랄은 표시단위가 밀리그램(mg)이나 마이크로그램(mcg)으로 표기되어 있다. 1마이크로그램은 백만 분의 1그램. 아주 조금만 섭취해도 충분하다는 뜻이다. 그래서 '미량원소'라고도 불리는데, 그렇다고 해서 없어도 그만이라고 생각하면 큰 오산이다. 그 한 점의 미량원소가 없어서 몸의 면역력이 떨어져 병에 잘 걸리고 만성피로나 만성질환 등에 시달리기도 하니 말이다.

그런데 평소 지나칠 정도로 잘 먹고 사는 현대인들이 이렇게 적은 양도

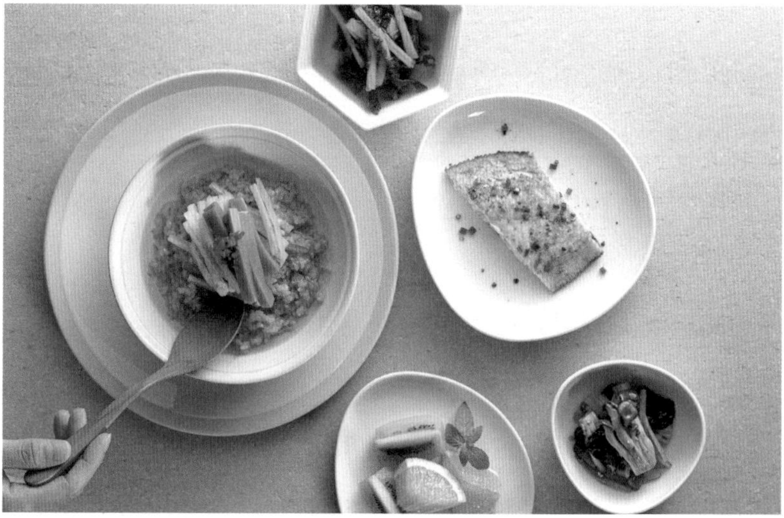

제대로 먹지 못해 영양결핍에 걸리고 있다는 게 사실일까?

진짜로 중요한 것은 양이 아니라 식사의 질이다. 비타민과 필수 미네랄을 빠짐없이 챙겨 먹는 것도 중요하지만, 무엇과 함께 먹느냐가 중요한 것이다. 매일 충분한 양을 먹더라도 과일이나 야채를 잘 먹지 않고 인스턴트식품이나 가공식품을 주식처럼 먹는다면 비타민과 미네랄은 쉽게 파괴되어 정작 몸을 위해 사용할 수 있는 양이 부족해진다.

인스턴트식품이나 가공식품은 사실 맛있다. '단짠'(단맛과 짠맛)이 적절하게 어우러져 입맛을 돋운다. 단맛을 내는 단순당은 비타민 B군을 빨리 소모시켜 쉽게 피곤하게 만들고 비만을 일으켜 성인병, 암이 발생하기 쉬운 환경을 제공한다. 짠맛은 나트륨이다. 몸을 잘 붓게 하고 칼륨을 유출시킨다. 술·담배를 즐긴다면 비타민 B와 비타민 C가 줄어든다. 담배를 한 개비 피울 때마다 25~75㎎의 비타민 C가 파괴된다. 비타민 C는 스트레스에 의

술·담배를 즐긴다면 비타민 B와 C가 줄어든다. 스트레스에 의해서도 비타민 C는 파괴된다. 비타민 C는 면역력의 핵심인 백혈구와 피부탄력을 좌우하는 콜라겐의 조성 성분이므로 건강과 미용을 위해서 비타민 C를 충분히 섭취하는 것이 좋다.

해서도 파괴된다. 비타민 C는 면역력의 핵심인 백혈구와 피부탄력을 좌우하는 콜라겐의 조성 성분이기도 하다.

예전에는 채소나 과일을 자주 먹는 것만으로 필수 영양소의 보충이 거의 가능했으나, 요즘은 꼭 그렇지도 않다. 환경오염과 비료 사용으로 인해 땅의 힘이 예전 같지 않아서 채소와 과일의 영양이 크게 떨어졌기 때문이다. 미국 농무부에 의하면 최근의 농작물은 1975년에 비해 사과의 비타민 A는 41%, 피망의 비타민 C는 31%, 브로콜리의 칼슘과 비타민 A는 50% 가까이 함량이 감소했다고 한다. 칼슘이나 마그네슘 같은 미네랄은 80% 이상 줄어들었다. 농업 현실이 나라마다 크게 다르지 않으니 우리의 채소와 과일 역시 마찬가지일 것이다. 게다가 채소나 과일이 식탁에 오르기까지는 수많은 손과 기계를 거쳐야 한다. 이 과정에서 영양소 파괴와 손실은 적지 않다.

비타민과 미네랄이 부족해지는 또 다른 원인은 질병이다. 아프면 약을 먹게 되는데, 어떤 치료제든 약 자체가 우리 몸에는 스트레스가 되고 여러 영양소 결핍을 유발할 수 있다. 특히 노화가 두드러지는 시기에는 고혈압이나 당뇨병, 고지혈증 등으로 인해 약을 매일 먹는 사람이 늘어난다. 건강을 지키기 위해서 먹는 약이 몸 안의 영양소를 파괴해 오히려 건강에 위협이 될 수 있는 것이다. 게다가 중년 이후에는 먹는 영양소가 다 흡수되지도 않는

주요 미네랄의 효능

종류	효과
칼슘·마그네슘	뼈 구성·신경 안정
아연	면역력 향상
셀레늄	암세포 성장 억제·중금속 배출

다. 40대가 넘으면 필수 미네랄인 칼슘과 철분, 엽산 흡수율은 떨어지기 시작한다.

상황에 따라 비타민, 미네랄 섭취 늘려야

비타민과 미네랄은 상황에 따라 특정 성분이 더 많이 필요해질 때가 있다. 감기와 같은 호흡기질환에 걸렸을 때는 비타민 C 섭취를 평소보다 늘리고, 수험생이나 피로가 누적된 사람은 비타민 B군 섭취를 늘리는 것이 좋다. 임신했다면 칼슘과 철분, 엽산 섭취를 늘려야 하고, 40대 이후에는 남녀 구분 없이 같은 성분을 더 많이 섭취할 필요가 있다.

그렇다면 무엇을 얼마나 먹어야 할까? 부족하지 않게 꼭 섭취해야 하는 비타민으로는 C, D, E를 기억하면 된다. 비타민 E는 전자를 잃고 떠돌아다니는 활성산소에게 전자 하나를 쉽게 내어준다. 그리고는 부족해진 전자를 비타민 C로부터 얻어간다. 그러므로 비타민 C는 항산화제를 위한 항산화제라고 할 수 있다. 또 비타민 C는 산화된 콜레스테롤에도 전자를 내어주어 동맥경화 가능성을 낮춘다.

미네랄이 부족하면 체내 면역세포가 만들어지지 않으므로 면역력이 떨어질 수밖에 없다. 또한 심혈관질환에도 직간접적으로 영향을 미친다. 인체의 필수 미네랄은 칼슘(Ca), 마그네슘(Mg), 아연(Zn), 나트륨(Na), 칼륨(K), 클로라이드(Cl), 구리(Cu), 망간(Mn), 코발트(Co), 인(P), 철분(Fe), 셀레늄(Se), 크롬(Cr) 등 최소 20가지 종류가 되는데, 그것을 모두 따로 섭취해야 하는 것은 아니다. 부족하지 않도록 섭취할 필요가 있는 대표적인 미네랄로는 칼슘, 마그네슘, 아연, 셀레늄을 꼽을 수 있다. 칼슘과 마그네슘은 뼈의 구성 성분이자 신경을 안정시키는 데 필요한 성분이며, 아연은 면역력을 유지하는 데 없어서는 안 되는 미네랄이다. 셀레늄은 항산화력이 비타민 E보다 2천 배 가까이 높아 암세포의 성장을 억제하고 중금속을 배출시키는 해독 미네랄로 알려져 있다.

미네랄 식품, 어떤 것이 있을까

미네랄은 식품으로 섭취하는 것이 가장 좋은데, 보통 해조류와 각종 육류에 풍부하다. 특히 칼슘은 보충제보다는 음식으로 섭취하는 것이 좋다. 칼슘은 혈관 속을 떠돌다 뼈로 흡수되는데, 보충제를 통해 한꺼번에 너무 많은 양을 섭취하면 흡수되고 남는 칼슘이 혈관에서 문제를 일으킬 수 있다. 최근 미국에서는 핏속에서 남아도는 칼슘이 혈관벽에 죽상경화증을

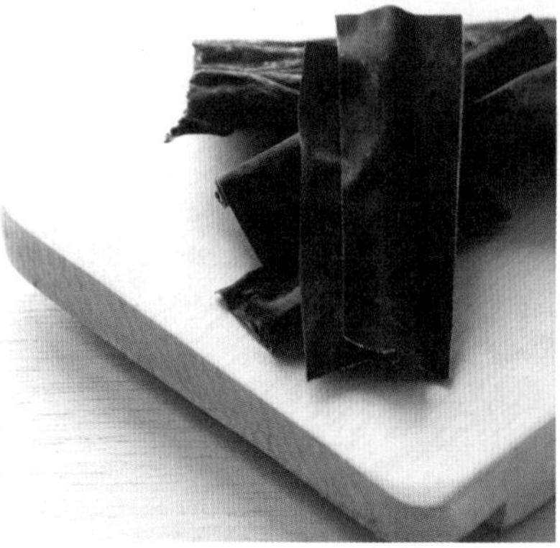

일으킬 수 있다는 연구결과가 발표된 바 있다. 반면 음식으로 섭취하는 경우 한꺼번에 과도한 양의 칼슘이 혈액에 흡수되지 않기 때문에 죽상경화증의 위험이 거의 없다.

비타민과 미네랄은 건강한 사람이 제철식품 위주로 하루 세 끼 식사를 한다면 대개 충족이 된다. 필요한 만큼만 섭취하면 충분하기 때문인데, 과잉 섭취하더라도 수용성 비타민은 몸이 쓰고 남으면 소변으로 배출된다. 다만, 지용성 비타민은 배출되지 않고 몸에 쌓이기 때문에 필요한 양에서 너무 넘치지 않게 복용하는 것이 바람직하다. 일반적으로는 비타민 C와 비타민 D, 칼슘, 코엔자임Q-10 정도만 섭취해도 충분하다. 그밖에 비타민 B군과 미네랄 등은 매일 싱싱한 채소를 국그릇 하나 분량으로 먹는 것으로 부족하지 않게 섭취할 수 있다.

3

좋은 균
나쁜 균
이상한 균

매크로퍼지와 과립구, 림프구와 같은 면역세포의 70% 이상은 장에 존재한다. 그렇기 때문에 장 건강을 지키는 것은 매우 중요하며, 면역력을 지키는 데에도 가장 효과적인 방법이라고 할 수 있다.

장의 역할은 위에서 소화한 음식물을 흡수하고 배설하는 기능에 그치지 않는다. 장은 뇌와 아주 긴밀한 기관이다. 뇌 신경전달물질의 전구체가 바로 장에서 만들어지기 때문이다. 특히 세로토닌은 90%가 장에 존재하며, 장의 유동운동에도 관여한다. 장은 몸의 외부와 직접 연결되어 있는 탓에 입을 통해 들어온 유해물질이 잔류할 가능성이 높다. 게다가 음식물을 소화하고 흡수하는 과정에서 발생하는 찌꺼기나 몸에 해로운 물질까지 머무는 곳이라는 특징도 있다.

장내세균 중에는 좋은 균(유익균)과 나쁜 균(유해균), 좋은지 나쁜지 아직은 알 수 없는 균(중간균)이 공존한다. 중간균은 장내에 유익균이 더 많으면 유익균이 되고, 유해균이 더 많으면 유해균으로 작용한다. 장이 건강하려면 유익균이 절대적으로 많아야 한다.

장내세균 100조

장 건강을 생각하면 식이섬유부터 떠올릴 수 있다. 식이섬유를 충분히 섭취하는 것은 옳은 방법이다. 그런데 식이섬유보다 장에 더 중요하고 영향을 많이 미치는 것이 장내세균총이다. 우리 장 속에는 약 1백~1천 종에 가까운 세균이 살고 있다. 숫자로 보면 약 1백조 마리 정도로, 우리 몸의 체세포 수보다 훨씬 더 많다.

장내세균 중에는 좋은 균과 나쁜 균, 좋은지 나쁜지 아직은 알 수 없는 균이 공존한다. 좋은 균은 유산균이나 비피더스균처럼 장내 환경에 유익한 작용을 하는 균으로 흔히 '유익균'이라고 부른다. 유익균은 위산과 담즙산의 공격을 넘어 장까지 무사히 도착하면 자리를 잡고 스스로 번식한다. 나쁜 균은 유익균과는 반대로 작용하는 몸에 해로운 균이다. 아직 알 수 없는 균은 상황에 따라 유익균이 되기도 하고 유해균이 되기도 하는 세균으로 '중간균'이라고 한다. 중간균은 장내에 유익균이 더 많으면 유익균이 되고, 유해균이 더 많으면 유해균으로 작용한다. 중요한 것은 이들 사이의 비율이다. 장이 건강하려면 유익균과 유해균의 비율이 85 : 15로 유익균이 절대적으로 많아야 한다. 이들이 면역력 즉 자연치유력 증진에 있어 지대한 역할을 하기 때문이다. 5천 종 이상의 효소를 만들어 소화-흡수-대사를 돕고, 화학물질이나 발암물질을 분해하고 병원균을 파괴하는 것도 유익균이다. 또한 유익균은 비타민을 합성하고, 세로토닌과 같은 신경전달물질을 뇌로 보내준다.

그러므로 장이 건강해야 면역력도 높아지고 전신이 건강할 수 있다. 그런데 나이가 들수록 유익균의 수가 줄어들고 유해균의 수는 늘어난다. 잘못된 식습관과 생활습관 탓이 크다. 한국인의 전통적인 식생활에서는 식이섬유와 발효식품을 많이 섭취할 수 있었지만 최근 도시인들의 생활에서는 그와 같은 식생활이 여의치 않다. 반면 생활리듬은 불규칙해졌고 스트레스와 운동부족까지 겹쳐 현대인들의 장은 건강과는 거리가 멀어지는 추세다.

유익균에게도 정해진 수명이라는 게 있다. 균의 종류에 따라 다르지만, 일정 수명이 다하면 새로운 세대로 보충을 해주어야 한다. 유익균이 많으면 유해균은 줄어들기 마련이다.

5가지 이상 포함된 프로바이오틱스로 유익균 보충해야

우리나라 식약처에서 인정한 유익균의 종류는 19종, 전 세계적으로도 효능이 인정된 유익균은 20여 종밖에 되지 않는다. 유익균 보충제인 프로바이오틱스를 섭취할 경우 여러 종류의 유익균이 함께 들어있는 제품을 고르는 것이 좋다. 유익균마다 가진 강점이 다르기 때문이다. A라는 유익균이 암세포를 억제한다면 B는 비만을 예방하고, C는 알레르기질환을 막는 식이다. 따라서 최소한 5가지 정도의 유익균이 포함된 것을 먹는 것이 효과적이다.

최근에는 건강보충제를 해외 직구로 구입하는 경우도 많은데, 유산균 제재의 경우 국내에서 생산된 제품이 더 낫다. 서양인과 동양인은 식습관도 다르고 장 길이도 달라 알맞은 장내 유익균도 다르기 때문이다. (p.258 '프로바이오틱스' 참조)

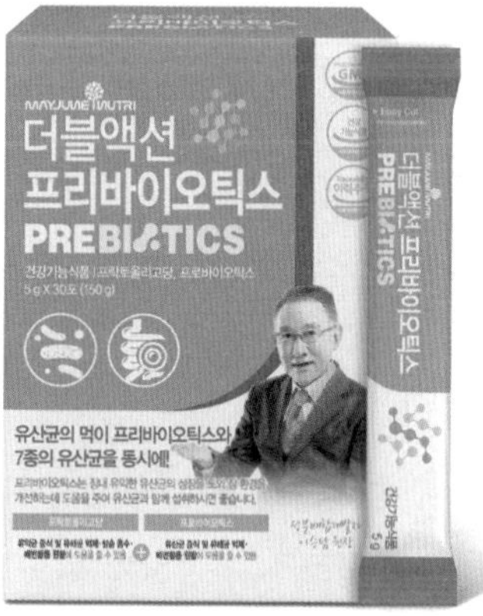

필자가 개발해 식약처에서 이중 기능성을 인증받은 제품. 7종의 유익균과 프락토 올리고당(프리바이오틱스)을 주원료로, 유익균이 좋아하는 여러 가지 식품을 부원료로 첨가했다.

환경호르몬과 중금속, 미세먼지

환경호르몬과 중금속, 미세먼지가 나쁘다는 것은 누구나 다 안다. 더 나쁜 것은 살아가면서 이런 물질들을 피하기도 어려운 세상이 되었다는 점이다.

쓰레기 소각장의 연기로, 공장 폐수로, 쓰레기와 농약과 살충제로 오염된 대기와 물과 땅은 채소와 어패류를 오염시키고 이는 다시 육류와 유제품과 물과 미세먼지를 통해 사람의 몸으로 들어와 축적된다. 그렇게 우리 몸 안에는 환경호르몬과 중금속, 미세먼지가 쌓여간다. 식품이나 가구, 생활용품, 호흡 등을 통해 우리 몸에 들어온 환경호르몬과 중금속과 미세먼지는 결국 우리 몸의 균형을 깨뜨려 면역력을 떨어뜨리고 각종 염증을 일으키는 원인이 된다.

염증이라고 하면 사소하게 들리지만 만성염증이 가져오는 결과는 생각보다 무섭다. 중간기까지 거의 아무런 자각증상 없이 진전되다가 갑자기 심식품이나 가구, 생활용품, 호흡하는 공기 등을 통해 몸에 들어온 환경호르몬과 중금속, 미세 먼지는 인체의 면역력을 떨어뜨리고 각종 염증을 일으키는 원인이 된다. 만성염증이 가져오는 결과는 생각보다 무섭다. 갑자기 심각해지며 생명까지 위협하기 때문이다.

각해지며 생명을 위협하는 수준으로 가기 때문이다. 게다가 이런 물질들은 일단 몸 안에 쌓이면 좀처럼 배출되지도 않는다. 물론 이들이 한꺼번에 대량으로 들어오는 것은 아니다. 알아차리기도 어려울 만큼 미량으로 들어와 쌓여간다. 하지만 아주 조금씩이라도 체내에 축적이 되면 피로와 불면의 원인이 되고, 상처가 낫는 걸 더디게 하고 아토피성 피부염을 유발하는 등 다양한 문제를 일으키기 시작한다. 흔히 원인불명이거나 스트레스성으로 오인 받는 질병의 진짜 원인이 될 수 있는 것이다.

환경호르몬, 인체 세포 속이는 '가짜 호르몬'

환경호르몬의 정식 명칭은 '내분비계 교란물질(Endocrine Disrupting Chemicals; EDCs)'이다. 우리 몸에 들어와 호르몬처럼 작용하여 체내 환경을 혼란시키는 물질로, '가짜 호르몬'이라고 할 수 있다.

호르몬은 인체의 생리작용을 조정하기 위해 체내에서 분비되는 생화학 물질이다. 사람에게는 약 50여 종의 호르몬이 존재하는 것으로 파악돼 있다. 호르몬은 생식기관의 발달과 기능, 배란과 수정, 태아의 성장과 신경계의 발달, 노화에 이르는 발달과정을 조절할 뿐 아니라 혈당과 신진대사, 수면 등 모든 생리활동을 조절한다. 이 작용의 어느 단계라도 작동이 잘못되면 몸 전체가 영향을 받을 수밖에 없다. 비만을 비롯한 수많은 기능장애의 원인이 된다.

수정과 임신 과정에서 내분비계를 교란시키면 선천성 기형과 같은 치명적인 결과를 낳을 수도 있다. 실제로 사람들이 환경호르몬의 독성에 주목하게 된 것은 태아의 성기 기형, 생식기능 저하 등이 환경호르몬에 의한 내분비 교란작용 때문이라는 것이 알려지면서부터였다. 인체 세포들이 몸 밖에서 들어온 유해 화학물질을 몸 안에서 생성되는 생화학물질(호르몬)과 혼동하여 잘못 반응하기 때문인데, 환경을 오염시키는 화학물질에 '호르몬'이라는 명칭을 붙인 것도 이런 이유에서다. 인체는 일반적으로는 진짜 호르몬의 명령을 받을 때보다 훨씬 약하게 반응하지만 때로는 오히려 더 강하게 반응을 보이는 경우도 있다.

문제는 환경호르몬을 피하기도 어렵다는 점이다. 일상 속에서 자주 쓰는 플라스틱이나 비닐 등에서 흡수되기도 하고 화학물질이 포함된 공기(공해연기와 먼지)로부터 흡수되기도 한다. 먹이사슬을 거치면서 농축되는 것도 문제다. 폐기물 소각장이나 공장 등에서 배출한 오염물질과 각종 쓰레기, 그리고 농약 성분 등의 화학물질이 땅과 물, 그리고 대기와 바다를 오염시키면 그 환경에서 자란 농작물이나 동물들이 환경호르몬에 1차 오염된 상태로 사람에게 흡수되어 2차 오염이 일어난다.

환경호르몬은 네 가지 방법으로 우리 몸의 정상적인 대사를 혼란시킨다.

첫째는 환경호르몬이 진짜 호르몬으로 오인되어 체세포와 조직이 반응하는 것이고, 둘째는 몸의 진짜 호르몬이 제 기능을 못하도록 막는 것이며, 셋째는 일련의 비정상적인 세포반응을 연쇄적으로 유도함으로써 암이나 돌연변이 발생이 늘어나게 되는 것, 넷째는 진짜 호르몬의 분비와 배출 등 호르몬 대사를 불필요하게 증가시키거나 비정상적으로 감소시켜 내분비계의 시스템 자체를 비정상으로 만들어버릴 수 있다는 점이다. 정상적인 호르몬의 작용이 이렇게 혼란에 빠지면 특히 영유아나 청소년들은 성장과 발달에 큰 방해를 받게 된다. 그러므로 영유아나 어린이들은 최대한 환경호르몬에 노출되지 않도록 보호를 받아야 한다.

대표적인 환경호르몬으로 비스페놀과 플라스틱 가공제인 프탈레이트, 다이옥신 등이 있다. 비스페놀은 가장 흔히 접하는 환경호르몬으로, 플라스틱이나 비닐류에 많이 포함되어 있다. 한때 열 감광방식의 영수증 용지에 사용되어 논란이 되기도 했다. 비스페놀이 몸에 꾸준히 흡수되면 각종 질

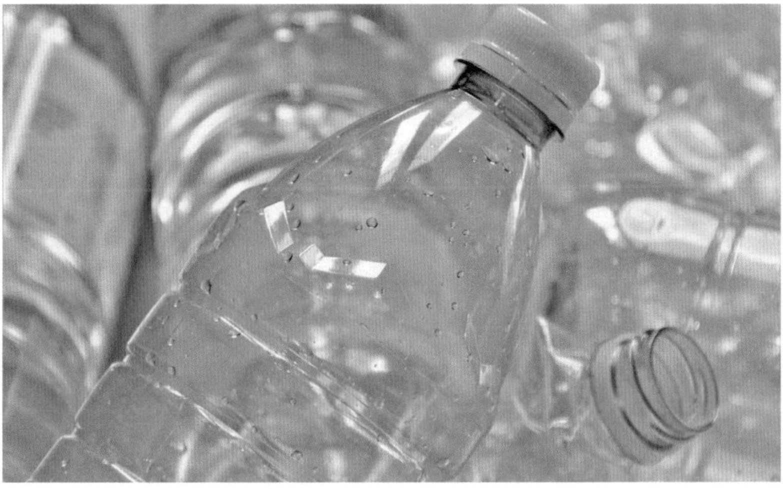

인체세포들이 밖에서 들어온 유해 화학물질들을 생화학물질인 호르몬으로 오인하여 잘못 반응함으로써 생리대사에 혼란이 일어난다. 화학물질에 '호르몬'이라는 명칭을 붙인 이유다. 가짜 호르몬은 진짜 호르몬의 분비를 교란시키기도 한다.

병과 불임, 조산, 선천성 기형 등을 유발하게 된다. 비스페놀을 피하려면 플라스틱이나 비닐, 캔으로 된 음식 용기는 피하는 것이 좋다.

플라스틱 가공제인 프탈레이트도 광범위하게 쓰이는 환경호르몬이다. 프탈레이트는 플라스틱, 특히 폴리염화비닐PVC을 부드럽게 만들기 위해 첨가하는 물질로 화장품, 장난감 등은 물론 향료나 가정용 바닥재에 이르기까지 아주 광범위하게 사용된다. 프탈레이트의 종류 중 일부는 동물실험에서 심장, 폐, 혈액, 간, 신장, 등 거의 모든 기관에 해로운 것으로 확인되었다. 남성 정자의 DNA를 파괴하고 임신 중 합병증과 유산에도 영향을 미칠 수 있는 것으로 알려져 있다. 프탈레이트를 피하려면 뜨거운 음식에는 플라스틱 용기나 비닐 랩을 사용하지 말아야 한다. 화장품이나 향수 등에 향료로 첨가되기도 하므로 번거롭더라도 구입 전 성분을 확인하는 노력이 필요하다.

다이옥신은 쓰레기 소각장이나 산업 공정에서 많이 발생하는 강력한 발암물질로 면역계와 생식계에 영향을 준다. 성호르몬의 신호작용에 개입하는 것으로 알려졌다. 남성의 경우, 태아기나 영유아기에 다이옥신에 조금이라도 노출되면 정자의 숫자와 활동량이 영구적으로 감소한다는 연구결과도 있다. 다이옥신은 생선이나 육류는 물론 우유나 달걀과 같은 동물성식

환경호르몬 유입과정과 생체대사 교란과정

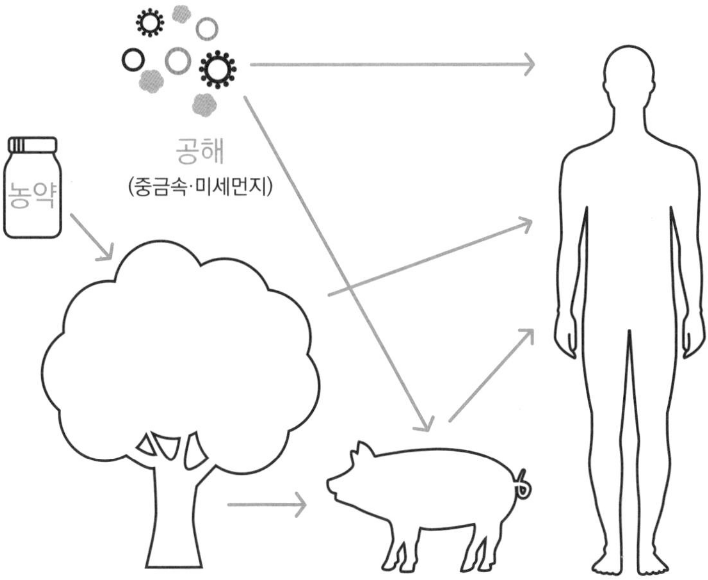

신체가 환경호르몬을 진짜 호르몬으로 오인해 잘못 반응 → 환경호르몬이 진짜 호르몬의 분비를 방해 → 비정상적인 세포반응을 유도해 암 등 돌연변이 세포 발생됨 → 진짜 호르몬의 분비와 대사를 비정상적으로 늘리거나 감소

품에도 축적되어 있어 피하는 것이 쉽지만은 않다.

어떤 유해환경보다 위험한 중금속 오염

'중금속'이라면 자동적으로 '중독'이라는 단어가 함께 떠오른다. 중국산 김치나 식품에서 납 성분이 검출됐다는 뉴스를 떠올려보자. 오메가 3 지방산이 풍부한 연어나 참치처럼 덩치가 큰 생선에는 수은이 많다고도 한다. 코로나 19 바이러스가 생기기 전부터 마스크를 쓰게 한 대기 중 미세먼지와 황사에는 카드뮴과 망간, 납 등 다양한 중금속이 섞여 있다. 중금속 중독으로 인한 질병도 있다. 오래전 일본에서 물고기를 폐사시키고, 멀쩡하던 몸이 비틀리며 변형되도록 만든 고통스러운 질병인 이따이이따이병과 미나마타병이 바로 중금속 중독에 의한 것이었다. 이따이이따이병은 카드뮴이, 미나마타병은 수은이 식수와 농경지를 오염시킨 것이 원인이었다.

미세먼지나 식품에 의해 중금속에 노출된다고 해도 바로 중독이 되는 것은 아니다. 문제는 여러 가지 중금속에 동시에 노출되는 복합오염이다. 어릴 때 생긴 충치 몇 개를 아말감으로 충전했고, 크고 기름진 생선을 좋아해서 연어회나 참치회를 즐겨 먹는 40대 애연가가 있다고 가정해보자. 미세먼지와 흡연으로 인해 납이, 덩치 큰 생선과 아말감으로 인해 수은이 미량이더

중금속을 많이 함유한 식품과 생활용품

종류	생활 속	식품 속
납	통조림, 유약 바른 도자기(옹기), 농약	패류(멍게, 미더덕), 석이버섯
수은	농약, 약품, 전기제품	심해성 어류, 새치류(참치), 꼼장어, 아가리쿠스버섯
카드뮴	배터리, 용접·도금된 식기류	폐광 주변의 쌀, 채소, 상황버섯, 운지버섯, 아가리쿠스버섯, 김
비소	농약(살충제, 제초제)	조류, 갑각류(새우), 연체류
알루미늄	식기, 식품첨가물, 페인트	해산물(멸치, 바지락, 굴), 김, 과자, 밀가루

라도 몸에 쌓이고 있을 것이다. 수은과 납 모두 신경장애를 일으키는 물질이다. 이 둘이 복합적으로 축적되면 그 가능성은 더 높아질 것이다.

스트레스 조절신호를 방해하는 수은과 납

여러 중금속 중에서도 수은과 납은 특히 주의해야 한다. 수은은 오염된 해산물을 통해 접할 가능성이 높다. 활성산소를 지나치게 많이 만들어 세포나 DNA 변형을 유발하고, 여성의 생리주기와 배란을 조절하는 호르몬을 방해하는 환경호르몬이기도 하다. 또한 인슐린을 만드는 췌장세포를 손상시켜 당뇨를 유발할 수도 있으며, 임산부가 수은에 노출되면 태아의 두뇌 발달에 방해를 받는다. 납은 거의 모든 장기를 해치고, 유산과 조산의 원인

중금속 중독의 원인과 증상

수은	오염된 해산물 농약, 전기제품	• DNA 변형 유발 • 여성 생리주기 및 배란 조절 방해 • 췌장세포 손상 → 당뇨 • 태아 두뇌발달 방해
납	통조림 도자기 유약 중금속, 먼지	• 거의 모든 장기에 손상 • 유산·조산 원인 • 태아 지능 및 영구적인 두뇌 손상 • 스트레스 조절 방해 → 우울증 • 당뇨·고혈압 유발

이 될 수 있으며 지능을 떨어뜨리고 영구적인 두뇌 손상을 일으킬 수도 있다. 또한 스트레스를 조절하는 호르몬 신호를 방해해 우울증을 유발할 수 있고, 당뇨병이나 고혈압에도 취약해지게 만든다.

비소, 카드뮴, 알루미늄 등도 피해야 하는 중금속이다. 비소 역시 환경호르몬으로 탄수화물과 당 대사과정을 교란시켜 체중이 늘거나 줄어들게 할 수 있다. 단백질을 지나치게 소모시켜 면역력이 약화되고, 골다공증이나 성장지연, 당뇨병과 고혈압도 유발될 수 있다. 카드뮴은 간과 신장에 많이 축적되는데, 중독되면 뼈가 약해지거나 구토, 설사, 폐손상 등이 생길 수 있다. 알루미늄중독 또한 구토와 설사 증상을 보이며 알츠하이머병과 전립선암을 유발할 수 있다.

해독의 기술은 무엇일까?

중금속 중독은 거의 전신에 걸쳐 크고 작은 증상과 질병을 유발하는데, 사실 현대인들은 중금속이 몸에 들어오는 것을 피할 도리가 없다. 유기농 먹거리와 청정식수를 찾고 스모그를 피해 마스크나 공기청정기를 사용한다고 해도 완벽하게 회피하긴 어렵다. 가장 현실적인 대안은 유입되는 중금속이 체내에 오래 머물지 않도록 신속히 배출시키는 것이다.

중금속을 배출하는 가장 빠른 방법은 비타민과 미네랄, 식이섬유, 유익균과 유익균의 먹이를 매일 충분히 섭취하는 일이다. 사실상 이 방법이 중금속 중독을 피하는 유일한 대안이다. 비타민과 미네랄의 균형이 잘 맞으 중금속을 배출하는 가장 빠른 방법은 비타민과 미네랄, 식이섬유, 그리고 유익균과 유익균의 먹이를 매일 충분히 섭취하는 일이다. 비타민과 미네랄의 균형이 잘 맞으면 우리 몸은 거의 모든 독소를 자연스럽게 배출시킬 수 있다.

면 우리 몸은 거의 모든 독소를 자연스럽게 배출시킬 수 있다. 특히 비타민 A와 비타민 C는 강력한 항산화작용으로 독성을 무력화시키거나 배출시킨다. 비타민 C는 너무 많이 먹으면 설사를 할 수 있는데, 변비가 있어 독소 배출이 잘 안 되는 이라면 오히려 비타민 C 부작용의 덕을 볼 수도 있겠다.

식이섬유는 대변으로 배출되면서 장내 독소를 함께 끌고 나가고, 유익균과 유익균의 먹이는 장의 연동운동을 돕고 장내 환경을 개선하여 배변작용을 원활하게 도와준다. 실제로 원인을 알 수 없는 증상을 보이는 환자에게 중금속과 미네랄 검사를 시행한 후 결과에 따라 적절한 식품과 미네랄

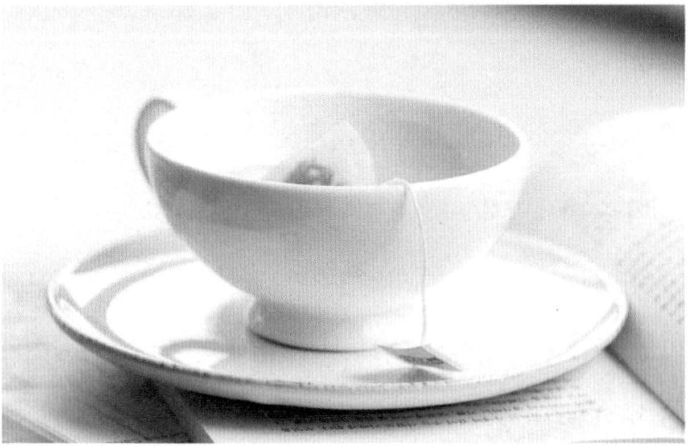

을 처방하면 대개 증상이 나아지는 것을 볼 수 있다.

조리법에 신경을 쓰면 식품으로 섭취하는 중금속을 줄일 수 있다. 중금속은 물에 잘 녹는 특징이 있으므로 삶거나 데치는 방법으로 흡수량을 줄일 수 있다. 국수나 당면은 물을 충분히 넣고 삶아서 면만 건져 먹도록 한다. 나물이나 채소도 데치면 중금속을 줄일 수 있다. 녹차나 홍차와 같은 티백은 2~3분 정도 우린 후 티백을 제거하고 마신다. 짧은 시간에도 차의 맛과 향, 플라보노이드 등의 유용한 성분은 충분히 우러난다. 참깨는 볶아서 먹는 것보다 기름을 짜서 먹을 때 중금속 섭취를 줄일 수 있다.

식품용기 사용에도 주의해야 한다. 일회용 그릇은 되도록 사용하지 않는 것이 좋다. 어쩔 수 없이 사용해야 하는 경우라면 뜨거운 음식은 담지 않도록 주의한다. 김치나 젓갈류처럼 염분과 산이 많은 식품은 알루미늄 용기에 보관하지 않는 게 좋다. 용기에 손상이 있는 경우 알루미늄 성분이 녹아나와 음식에 스며들 수 있기 때문이다.

미세먼지, 장내세균 활성화시켜 배출

이제는 일상이 되어버린 미세먼지는 입자의 크기에 따라 미세먼지(PM-10)와 초미세먼지(PM-2.5)로 나뉜다. 미세먼지 입자의 크기를 세는 단위인 마이크로미터(㎛)는 1미터의 1백만분의 1 크기로 육안으로는 볼 수 없는 정말 미세한 단위이다. 이 단위를 기준으로 최대 지금 10마이크로미터 이하의 먼지를 미세먼지(PM-10), 2.5마이크로미터 이하를 초미세먼지(PM-2.5)

로 구분한다. 사람의 머리카락 굵기와 비교해 미세먼지는 머리카락 굵기의 1/5~1/7, 초미세먼지는 1/20~1/30 정도라고 말할 수 있다.

성분도 다르다. 미세먼지가 대개 일반 생활먼지나 곰팡이, 꽃가루 등 자연에서 생길 수 있는 성분의 먼지라면 초미세먼지는 금속이나 유기화합물, 공장 연기의 연소입자 등 배기가스나 난방, 환경오염과 관련된 성분이 압도적으로 많이 포함되어 있다. 미세먼지가 심한 날은 안개가 낀 듯 시야가 잿빛으로 뿌옇게 흐려지는데, 초미세먼지가 심한 날에는 그마저도 잘 안 느껴져 날씨가 맑다고 느낄 수도 있다.

미세먼지는 우리가 숨을 쉴 때 호흡기를 통해 폐로 들어가거나 혈관을 따라 이동하며 건강을 위협한다. 미세먼지가 우리 몸에 들어오면 염증반응이 일어난다. 만성염증은 천식, 호흡기질환과 심혈관계질환의 원인이 될 수 있다. 특히 노인과 영유아, 임산부, 심장질환이 있거나 순환기질환이 있는 경

미세먼지 크기 비교

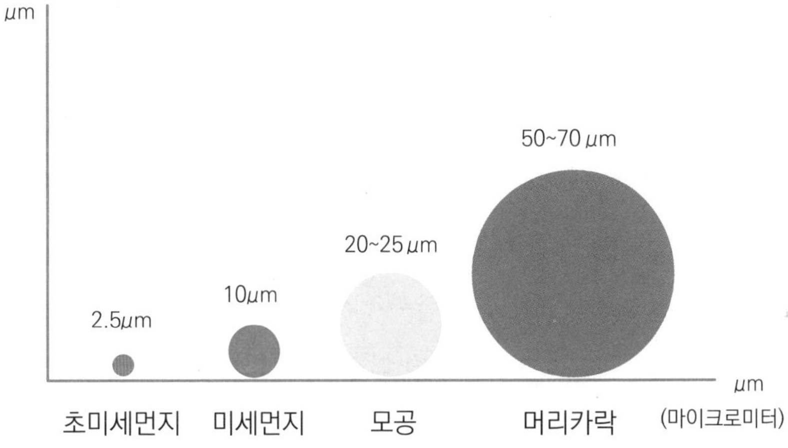

우, 천식이나 알레르기와 같은 호흡기질환이 있는 경우에는 일반인보다 더 많은 영향을 받는다. 세계보건기구에 따르면 2014년 한 해에 미세먼지로 인해 기대 수명보다 일찍 사망한 사람이 무려 700만 명에 이른다고 한다.

미세먼지를 입자의 크기에 따라 미세먼지와 초미세먼지로 다시 나눈 것은 크기가 작을수록 우리 몸 깊숙이 침투할 수 있기 때문에 위험도의 수준을 나눈 것이다. 미세먼지가 알레르기를 악화시키고 알레르기성 결막염이나 각막염 같은 눈병이 생기게 하고, 피부염증, 기관지염이나 천식, 폐렴과 같은 호흡기질환을 잘 일으킨다면 초미세먼지는 폐포 깊숙이 침투하거나 아예 혈관 속으로 직접 들어가 혈액을 타고 인체의 어느 곳으로나 갈 수 있다. 실제 초미세먼지는 심혈관질환과 뇌혈관질환과도 관련이 있는 것으로 드러나고 있다.

초미세먼지는 혈관에 직접 손상을 주어 뇌출혈이나 뇌경색 같은 뇌혈관질환, 협심증이나 심근경색 같은 심혈관질환을 일으킬 수도 있다. 또 미세먼지에 장시간 노출될 경우 심근경색으로 사망할 확률이 30~80% 증가하는 것으로 알려져 있다. 더 무서운 것은 초미세먼지로 인한 만성염증이 병이 되는 경우에는 자각증상도 거의 없어 조기진단이나 조기치료가 어렵다는 점이다. 예를 들면, 미세먼지가 기관지로 침투해 기침이나 기관지염을 일으킬 때는 금방 알 수 있지만, 초미세먼지가 뇌혈관으로 들어가 질환을 일으키는 것은 자각증상이 없어 금방 알아채기 힘들다.

세계보건기구 산하 국제암연구소는 이미 지난 2013년 미세먼지를 1군 발암물질로 지정했다. 1군 발암물질에는 인간에게 암을 일으키는 것으로 확인된 물질로 석면, 벤젠 등이 있다. 미세먼지가 1군 발암물질이라는 것은 몸으로 들어온 미세먼지는 한번 들어오면 좀처럼 빠져나가지 않는다. 비타민과 미네랄, 식이섬유, 장내 유익균의 활성화로 신진대사를 원활하게 돕고 배변을 촉진해 위험한 물질이 몸에 축적되는 것을 막는 것이 면역력을 지키는 첫 번째 방법이다.

미세먼지가 몸 안에 계속 쌓이면 암도 생길 수 있다는 뜻이다. 실제로 가로, 세로, 높이가 모두 1m인 공간을 기준으로 미세먼지 농도가 10마이크로그램씩 증가할 때마다 폐암 발생률이 무려 9%나 증가하고 일반적인 사망률은 1.1% 증가한다.

피부나 머리카락에 묻은 미세먼지는 비눗물로 씻어낼 수 있고 옷에 묻은 미세먼지는 빨래를 하면 대부분 제거되지만, 몸으로 들어온 미세먼지는 한번 들어오면 좀처럼 빠져나가지 않는다. 문제는 미세먼지가 건강에 미치는 영향은 최대 6주까지 지속될 수 있다는 점이다. 최대한 신속히 배출하는 것이 좋다. 미세먼지를 빨리 배출하는 방법도 중금속과 다르지 않다. 비타민과 미네랄, 식이섬유, 장내 유익균의 활성화로 신진대사를 원활하게 돕고 배변을 촉진해 위험한 물질이 몸에 축적되는 것을 막는 것이 면역력을 지키는 첫 번째 방법이다.

W H A T

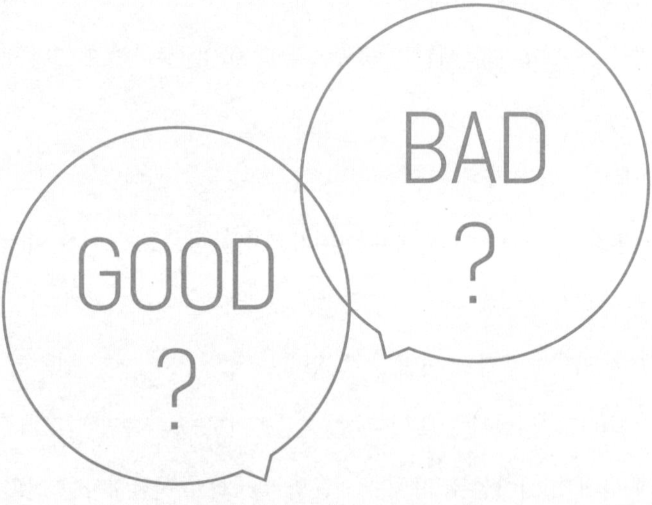

3장

좋은 면역 나쁜 면역

2020년 혹독한 코로나 19COVID 19 감염증의 대유행은 우리에게 큰 교훈을 남겼다. 지난 20세기에 인류는 다른 어느 때보다 뚜렷하게 의학기술을 발전시켜 유행성 질병들을 거의 극복했고, 이제는 자신감을 가지고 건강백세 시대를 열어가고 있던 중이었다. 그런데 난데없는 바이러스질환의 대유행으로 이러한 자부심이 허물어졌다

교훈은 명백하다. 인간은 제아무리 자연 생태계를 능가하는 도시 시스템을 건설하고 인공적 문명에 의지하여 질병을 다스린다 해도, 역시 연약한 생명체에 불과하다는 것이다. 개개인의 건강관리 노력과 위생적 환경을 지키기 위한 사회적 노력은 여전히 중요한 의무임을 확인하는 기회였다.

개인의 면역력을 키우기 위해서는 깨끗한 공기와 물, 그리고 영양을 고루 갖춘 식사와 운동, 수면습관을 지키는 것이 여전히 중요하다. 지금까지 이러한 노력을 소홀히 해왔다면 이제는 더 이상 미루지 말아야 한다. 또한 장내 유익균을 키우고 면역력을 키우는 영양소들을 충분히 섭취하며, 때에 따라 필요한 예방접종을 빼놓지 않는 것도 중요하다.

1

좋은 면역과 지나친 면역

장내 유익균 비율이 면역력 좌우

우리 몸이 가장 건강할 때는 체내에 면역세포가 충분히 존재하고 이들 사이의 균형이 잘 잡힌 상태일 때다. 이 같은 좋은 면역상태를 유지하는 방법은 간단하다. 장을 건강한 상태로 유지하는 것과 필요한 예방접종을 제때 하는 것이다.

면역세포의 70% 이상이 존재하는 장 건강이 좋아지면 면역력은 자연히 높아진다. 장 건강은 몇 번을 이야기해도 지나치지 않을 만큼 중요한 면역력의 핵심이다. 장 건강이 나빠져 배변 활동이 둔해지면 장에 머무는 음식물 찌꺼기(대변)에서 발생한 유독물질이 혈관을 통해 몸에 흡수되어 각종 질병을 일으키고, 여기저기에 염증이 생기면서 피부도 거칠어진다. 유독물 우리 몸이 가장 건강할 때는 체내에 면역세포가 충분히 존재하고 이들 사이의 균형이 잘 잡힌 상태일 때이다. 이와 같은 좋은 면역상태를 유지하는 방법은 간단하다. 장을 건강한 상태로 유지하는 것과 필요한 예방접종을 제때 하는 것이다.

질이 대장에 머물면서 대장 세포에 변이를 일으켜 대장암을 유발할 수도 있다.

장 건강을 유지하려면, 거듭 이야기하지만 유익균과 유해균의 비율을 지키는 것이 중요하다. 나이가 들수록 유익균의 비율은 떨어져만 간다. 또한 달고 기름지고 자극적인 음식, 술이나 담배를 자주 찾는 나쁜 생활습관도 유익균을 줄어들게 하는 원인이 된다. 안타깝게도 병을 앓고 난 직후에도 유익균은 줄어든다. 항생제를 복용할 경우, 장의 유익균을 종내 수준으로 회복하는 데 최소한 9개월이 걸린다는 보고서도 있다.

시기에 맞춘 예방접종으로 면역력을 지킨다

면역력을 지키는 또 다른 방법은 시기에 맞춰 예방접종을 하는 것이다. 예방접종은 어릴 때나 하는 것이라고 생각한다면 오산이다. 지금의 30~40대는 A형 간염에 대한 면역이 거의 없다. 위생상태가 좋지 않았던 옛날에는 어릴 때 가볍게 앓고 지나가면서 자연스럽게 면역이 생겼는데(자연면역), 지

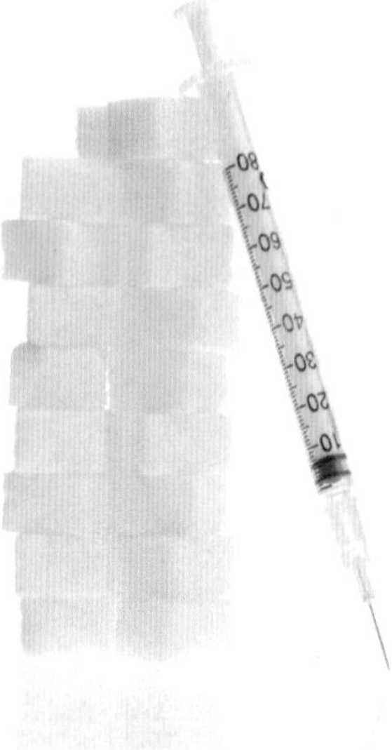

금의 30~40대가 유년 시절을 보낸 1970년대 이후에는 사회적 위생상태가 좋아지면서 감염되는 경우가 드물어져 면역이 생길 기회도 사라진 것이다.

1990년대에 A형 간염 백신이 개발된 덕분에 어릴 때 예방접종을 한 지금의 10~20대는 면역을 획득했지만(인공면역), 1970년대와 1980년대에 태어난 연령대 사람들은 결과적으로 A형 간염에 취약한 공백기 세대로 남겨졌다. 따라서 이 세대에 속하는 사람들은 A형 간염 항체 검사를 해보기를 권한다. 항체가 없다면 A형 간염 예방주사를 6개월 간격으로 2번 맞아야 한다.

중년 이후가 되면 대상포진과 폐렴도 예방주사를 맞는 것이 좋다. 대상포진은 수두 바이러스가 척추 속 신경에 숨어있다가 면역체계에 이상이 생겼을 때 활성화되는 질환이다. 잠복해 있는 바이러스의 특성상 한 번 앓고 나도 완벽한 면역이 되지 않는다. 언제든 다시 재발할 수 있으므로 5년에 한

번씩 재접종할 필요가 있다. 국가에서는 65세 이상에서 1회만 접종하라고 하지만 실제 필자의 임상 경험으로는 예방접종 후 5년이 지나 재발하는 경우가 적지 않다. 그래서 우리 병원을 찾는 이들에게는 대상포진 예방주사를 5년에 1번씩 재접종하도록 권유한다.

슬기로운 노년생활

폐렴 예방접종도 마찬가지다. 국가 권유로는 65세 이후 1회 접종하라지만, 필자는 환자들에게 13가 폐렴 예방접종을 먼저 하고 최소 2개월 이상 지나 23가 폐렴 예방접종을 추가하기를 권한다. 이렇게 두 번 백신을 맞고 나면 평생 박테리아에 의한 폐렴 걱정은 안 해도 된다. 폐렴구균성 폐렴은 코로나 19와 같은 바이러스에 의한 것이 아니라 박테리아, 즉 세균에 의한 것으로 독감 등이 악화되었을 때 잘 나타나는데, 나이가 들수록 감염 가능성이 높아진다.

필자가 폐렴 예방접종을 중요하게 여기는 이유는 선친을 이 질환으로 잃었기 때문이다. 당시에는 안타깝게도 폐렴구균 예방접종이 없었다. 만 65세가 되면 지하철과 같은 대중교통을 무료로 이용할 수 있어 '지공카드'로 불리는 어르신 교통카드가 발급된다. 주민등록상 생일이 지나면 발급받을 수 있는데, 이 카드를 발급받을 때 생일 축하 겸 애써온 65년을 자축하는 의미로 폐렴구균 예방접종을 받으시면 어떨까. 이는 '슬기로운 노년생활'의 첫 출발이 될 것이다.

면역 떨어지면 질병 '시한폭탄'

면역력이 떨어진 상태에서는 누구나 질병에 취약해진다. 거의 모든 병이 생길 수 있는, 시한폭탄을 안고 있는 상태에 비유할 수 있다. 단적으로, 면역력이 떨어지는 대표적 질환인 후천성면역결핍증HIV에는 누구나 공포를 느낀다. 그것은 HIV로 인해 가벼운 질병조차 방어하지 못해 온갖 합병증을 앓게 될 위험이 높아지기 때문이다.

면역력이 떨어지면 가장 가벼운 질병인 감기부터 독감, 코로나바이러스 질환, 암까지 생길 수 있으며, 몸속 어디에나 염증이 잘 생긴다. 온몸을 흐르는 혈관에 염증이 생기면 뇌졸중과 같은 뇌혈관질환, 협심증이나 심근경색과 같은 심혈관질환의 위험이 높아진다. 면역력 저하는 곧 수명을 단축시키는 가장 분명한 이유가 되는 셈이다.

면역력이 떨어졌을 때 가장 염려해야 하는 것은 바로 암이다. 우리 몸에는 '암 유발 유전자'와 '암 억제 유전자'가 공존한다. 건강한 세포가 폭식이나 스트레스, 음주 등 발암 원인에 노출되면 돌연변이가 생긴다. 그리고 유전자 돌연변이가 거듭되면 암세포로 변한다. 실제로 우리 몸속에는 매일 암세포가 생겨난다. 하지만 곧바로 암(종양)으로 발전하지 않는다. 암 억제 유전자가 있기 때문이다. 그런데 암 유발 유전자와 암 억제 유전자 사이의 균형이 깨지면 문제가 커진다. 종양이 생기는 것을 막기 어렵게 되는 것이다.

이 천부적인 균형을 잘 유지하려면 타고난 자연치유력과 면역력을 유지하는 것이 무엇보다 중요하다. 이때 암 억제 유전자를 독려하는 음식이나 건강식품을 섭취하는 것만으로도 암 발생을 상당히 예방할 수 있다. 탄 음

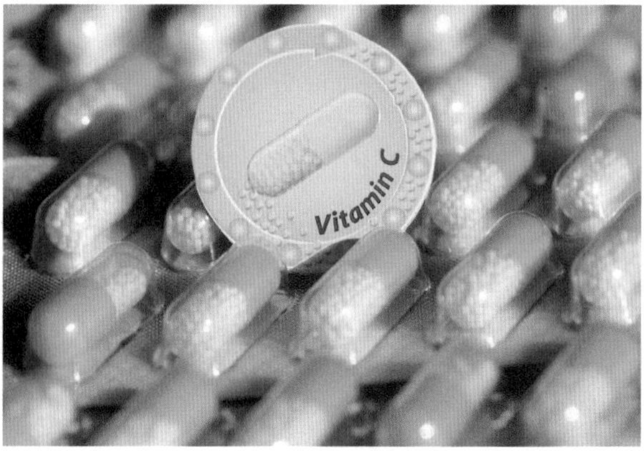

식이나 짠 음식을 먹어서 생기는 위암의 경우 비타민 C가 풍부한 과일, 채소를 항상 섭취하거나 비타민 C 정제를 식후에 바로 복용함으로써 발암 위험을 30%가량 줄일 수 있다.

면역이 지나쳐서 발생하는 자가면역질환

면역력이 지나쳐도 문제가 된다. 알레르기성 질환이나 자가면역질환은 과도하게 예민해진 면역력으로 인해 면역세포가 정상적인 세포나 조직을 공격해서 생기는 질환이다. 어떤 병원균은 정상적인 조직이나 세포에서 발현되는 자기 항원과 매우 유사한 항원을 드러내는 경우가 있다. 이럴 때 면역력이 과도하게 예민해지면서 자가면역질환이 생길 수 있다.

자가면역질환에는 약 80여 가지가 보고되어 있는데, 유전적 영향을 받는 경우도 있다. 류마티스성 관절염은 흡연이 주원인으로 지목되지만, 여성 환자가 3배나 많은 것을 보면 성별이 또 하나의 영향을 미친다는 것을 알 수 있다. 임신이나 생리주기, 피임약 복용 등 호르몬 변화에 따른 영향이 있는 것으로 추정되고 있다. 환경오염이 심해지면서 알레르기성 비염이나 아토피성 피부염을 앓는 사람이 늘어나고 있는 반면, 일부 풍토병이 있는 지역에서는 자가면역질환이 드문 것으로 보아 환경적인 영향도 있다. 그 밖에도 자가면역질환에는 제1형 당뇨병, 강직성 척추염, 다발성 경화증 등이 있으며 특정 약물에 의해 생기는 전신성 홍반성 낭창, 염증성 장질환의 일종인 크론씨병 등이 있다. 자가면역질환 중 일부는 치료가 되지 않거나, 크론씨병처럼 대장암으로 발전할 확률이 높은 경우도 있다.

자가면역질환

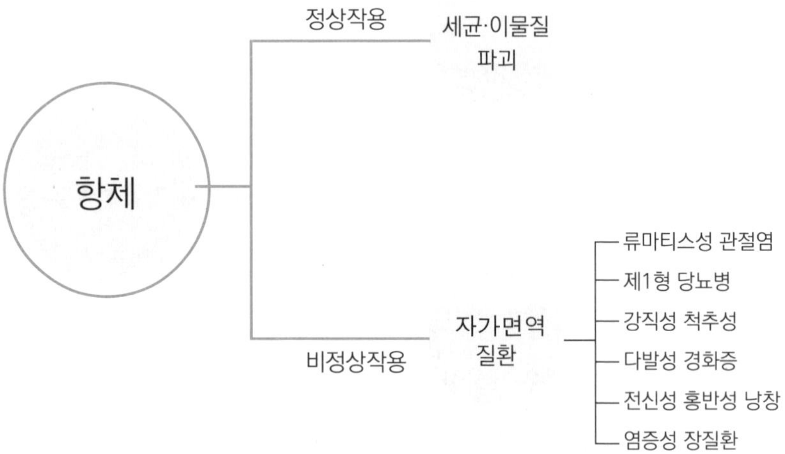

2

개인면역과 집단면역

70% 면역되면 전체가 살아난다

코로나 19 바이러스에 대응하면서 우리나라는 유증상자 전원, 나아가 해외 입국자들까지 무료 검사를 실시하고 감염이 확진된 사람은 국가가 나서서 치료했다. 여기에 성별이나 나이, 국적은 고려되지 않았다. 상태의 위중함에 따라 최선을 다해 치료했을 뿐이다. 정부와 지자체가 나서서 이렇게 한 이유는 바이러스에 감염된 사람들이 그대로 지역사회로 들어갔을 때 바이러스가 걷잡을 수 없이 퍼질 수 있기 때문이다. 대부분의 사람이 건강할 때 모두가 건강할 수 있다. 이를 집단면역이라고 한다.

집단면역은 많은 사람들이 감염병에 대한 면역력을 가진 상태다. 건강하고 면역력이 있는 사람, 건강하지만 면역력이 없는 사람, 아픈 데다 면역력나 혼자 튼튼하다고 해서 질병에 안 걸리는 것도 아니다. 코로나 19 바이러스처럼 전염성이 높은 감염병이 유행하면 개인의 면역력이 높다 해도 안전을 장담하기는 어렵다. 면역력이 강하다고 해서 무조건 좋은 것은 아니다. 앞에서도 계속 강조했듯 면역력의 핵심은 균형이다.

도 없는 사람이 함께 사는 마을들이 있다고 가정해보자. 면역력이 없는 사람들이 많은 마을에서 코로나 19와 같은 감염병이 유행하면 질병이 빠르게 퍼져나갈 것이다. 면역력이 있는 사람들이 일부 있는 마을이라면 그들을 제외하고 감염병이 확산될 것이다.

하지만 마을 사람 대부분이 면역력이 있다면 질병의 전염은 속도가 느려지거나 멈추게 된다. 면역력을 가진 개인이 많을수록 면역력이 없는 사람이 감염될 확률이 낮아질 것이므로, 면역력을 가진 다수에 의해 집단 전체가, 즉 면역력이 떨어진 사람들까지도 간접적인 보호를 받게 되는 것이다. 이를 집단면역이라고 한다.

자연면역과 인공면역

집단면역을 만드는 데는 두 가지 방법이 있다. 자연스럽게 생기게 하는 방법과 인위적으로 만드는 방법이다. 자연스럽게 생기는 방법은 거의 대부분의 사람이 일단 감염병에 걸렸다 회복되면서 면역을 갖게 되는 경우다.

집단면역이 있는 경우와 없는 경우의 감염병 확산 속도

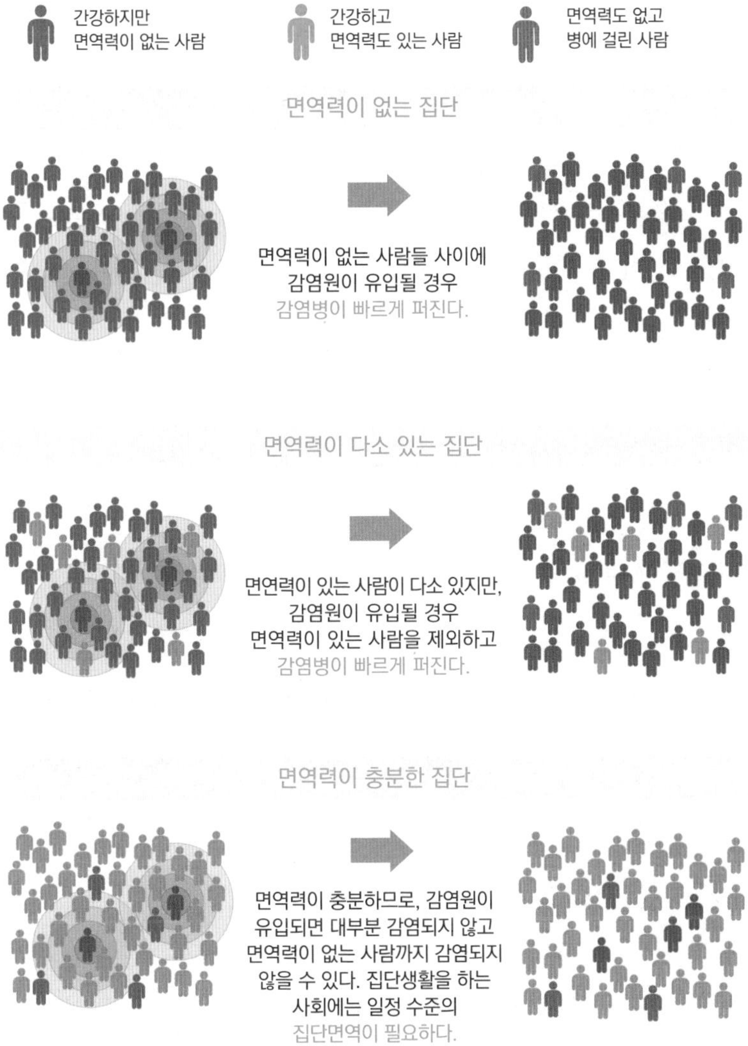

(질병관리본부, 2017)

특정 시기에만 짧게 유행하거나 치사률이 낮은 질병은 이렇게 면역이 생길 수도 있다. 코로나 19 바이러스에 맞서 유럽의 일부 국가에서 초기에 별다른 대응을 안 했던 근거가 바로 자연적인 집단면역에 대한 기대였다. 하지만 이는 너무나 위험한 방식이다. 인구 1억인 나라를 예로 들어보자. 다행스럽게도 전 국민의 60%가 병에 걸렸다가 자연스럽게 회복하면서 집단면역이 생겼다고 가정해보는 것이다. 면역력이 없는 나머지 40% 중 10%만 병에 걸리고, 이 중 1%만 사망한다고 해도 1억 인구 중 1천만 명이 병에 걸리고 10만 명이 죽는 셈이다. 너무 많은 사람들이 사망하게 된다.

그러므로 대부분의 경우에는 백신, 즉 예방접종을 통해 인위적으로 집단면역을 만든다. 예방접종으로 10명 중 8명에게 면역이 생긴다면, 이들이 질병을 방어해 다른 2명도 전염이 되지 않도록 막아주는 것이다. 과거 무시무시한 질병의 대명사였던 천연두는 예방접종을 통한 집단면역으로 1977년 완전히 사라졌다. 그밖에 홍역을 비롯한 많은 질병이 대규모의 예방접종을 통해 발생 빈도를 낮추었다. 신종플루 유행 당시 초등학생에게 백신을 먼저 접종하게 한 것도, 어린이들이 감염병에 취약하기도 하지만 가족 집단에 전염시킬 가능성을 막기 위함이었다.

면역력 갖춘 개개인이 집단면역의 시작

과거에는 전염력이 높은 감염병이 유행해도 발생지역을 휩쓸고 나면 그만이었다. 그러나 변종 코로나바이러스가 유행할 때마다 경험했듯, 현대 사회는 아주 촘촘하게 연결되어 있다. 유럽이나 미국처럼 비행기로 10시간 넘는 지역에서 감염된 사람이 다음 날 우리나라에서 확진되는 것이 전혀 이상하지 않은 세상이다. 그러므로 현대인에게는 일정 수준의 집단면역이 필요하다. 그것이 예방접종을 꼭 해야 하는 이유이다. 집단면역의 시작은 결국 면역력을 갖춘 개인이 많아지게 하는 것이기 때문이다.

아이가 태어나자마자 예방접종을 하는 이유도 전염이 잘 되는 병에 대한 면역(항체)이 미리 생기도록 유도하기 위한 것이다. 세균성 항원(병원균)과 바이러스성 항원에 대항하는 능력을 키워주는 것이다. 예방접종을 꼭 해야 하는 질병으로는 잘 알려진 디프테리아, 백일해, 장티푸스, 사상충, 폐렴, 대상포진, 홍역, 볼거리, A형 간염과 B형 간염 등이 있다.

하지만 예방접종을 한다고 모든 사람에게 면역이 완벽하게 생기는 것은 아니다. 일반적으로 90~95%에게 면역이 생긴다. 또한 질병의 종류에 따라 어떤 것은 면역이 생겼다 시간이 흐르면서 없어질 수 있다. 대상포진의 경우 백신 접종자의 70%에게 면역이 생기는데, 나이가 들수록 면역력이 생기는 확률이 조금 떨어진다. 또한 면역력 지속기간도 현재까지는 최대 5년으로 보고 있다.

코로나 19 바이러스가 유행하면서 폐렴 예방접종에 대한 관심도 높아졌다. 결론부터 이야기하자면 폐렴 예방접종이 코로나 19 바이러스 감염증을 예방할 수는 없다. 하지만 폐렴구균 박테리아에 의한 폐렴은 예방할 수 있다. 따라서 50세 이상이라면 폐렴 예방접종을 하는 것이 좋다. 왜냐하면 나이가 들수록 호흡기질환의 부작용이 생기기 쉽기 때문이다. 이는 나이가 들수록 나빠지는 장내 환경과 관련이 있다. 장은 1차 방어와 2차 방어를 동시에 수행하는 기관이다. 유익균이 외부에서 침입하는 유해균을 막으며 1차 방어를 담당하고 면역세포가 혈관 속으로 침투한 바이러스와 박테리아를 사멸시키는 2차 방어를 진행하는 것이다. 그런데 나이가 들수록 유익균의 수와 면역세포의 수가 줄어든다. 그래서 노화가 진행될수록 호흡기질환을 비롯한 여러 질병에 취약해지게 된다. 코로나 19 바이러스는 감기의 원인 중 30%를 차지하는 코로나바이러스가 변이를 일으킨 것으로, 호흡기와 소화기 모두에 질병을 일으킨다. 특히 호흡기에서 심한 폐렴을 유발해 사망에 이르게 할 수 있다. 호흡기질환은 고혈압이나 당뇨병, 폐질환과 같은 기저질환이 있는 경우, 그리고 나이가 많을수록 폐렴으로 악화되기 쉽다.

변종을 거듭하는 코로나바이러스, 백신이 어려운 이유

안타깝게도 변종 코로나바이러스에 대한 백신은 아직 개발되지 않았다. 사스나 메르스 때부터 연구를 거듭하고 있으나 좀처럼 진전되지 않는 이유는 이 바이러스가 변이를 잘 일으키는 RNA 바이러스이기 때문이다. 이것이 변종 코로나바이러스가 치명적인 이유이기도 하다.

DNA에 유전 정보를 저장하는 바이러스는 바이러스 표면에 단백질 성분의 껍질이 있어 직접 퇴치가 어려운 대신 변이가 쉽게 일어나지 않는데 비해 RNA 바이러스는 껍질이 없고 구조는 단순하여 변이가 쉽게 이루어지는 편이다. 체내에 침투한 뒤 자기복제를 통하여 개체를 늘리는 유전정보 복제 과정에서도 돌연변이가 쉽게 그리고 자주 일어난다. RNA 바이러스가 유전

예방접종을 한다고 모든 사람에게 면역이 완벽하게 생기는 것은 아니다. 일반적으로 90~95%에게 면역이 생긴다. 또한 질병의 종류에 따라 어떤 것은 면역이 생겼다 시간이 흐르면서 없어질 수 있다.

정보를 한 번 복제할 때마다 돌연변이가 발생할 확률은 DNA 바이러스에 비해 1천 배 이상 높다. 이것이 인체에 보다 치명적인 이유이자 백신 개발이 어려운 이유다. 백신을 연구하는 동안에도 세계 각국은 바이러스를 직접 퇴치하는 치료제를 찾으려는 노력을 병행하고 있다. 단백질 껍질이 없는 RNA 바이러스에게는 백신보다 직접 바이러스를 공격하는 치료제 개발이 더 실효적일 수 있기 때문이다.

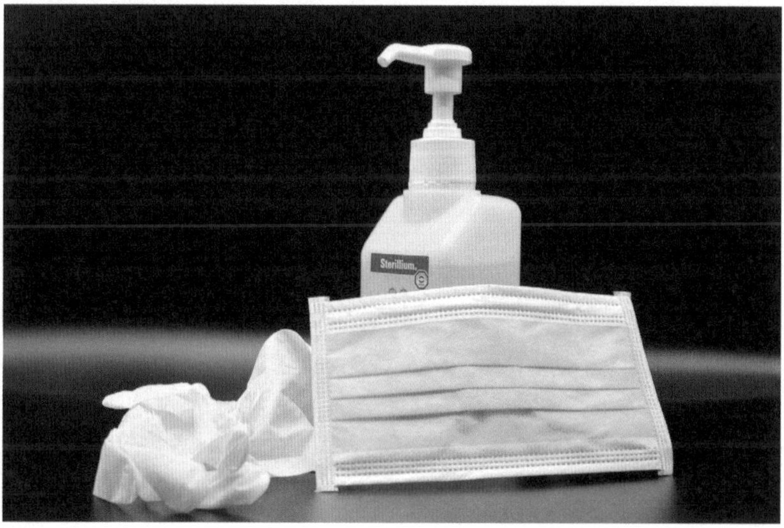

손 씻기는 과학이다

의사들은 손을 정말 열심히 씻는다. 드라마나 영화에서 수술실에 들어가기 전 의사들이 손을 씻는 장면을 보았을 것이다. 정말로 그렇게 박박 열심히 닦는다. 얼마나 중요한지 잘 알기 때문이다. 손 씻기가 강조된 것은 19세기 중반부터였다. 헝가리 의사인 이그나스 제멜바이스가 의사가 손만 씻어도 분만 후 사망하는 산모의 수가 크게 줄어든다는 사실을 발견했고, 영국의 간호사인 플로렌스 나이팅게일도 손 씻기를 강조했다. 손을 씻는 것만으로도 미생물에 의한 감염을 낮출 수 있다는 것이 공식적으로 받아들여지면서 손 씻기는 거의 의사들의 강박이 되었을 정도다.

비누로 손을 씻는 것은 바이러스와 세균을 죽이는 데 정말 효과적이다. 비누는 향긋하고 거품이 잘 나는 탓에 순하다고 생각하게 하지만 사실 꽤나 강한 파괴력을 지녔다. 비누가 눈이나 코와 같은 점막에 닿았을 때 얼마나 매운지를 생각하면 이해가 될 것이다. 바이러스나 세균에게 비누는 매운 정도를 넘어 치명적이다. 비누분자의 머리는 물을 좋아하고 꼬리는 물과 멀어지려는 대신 기름을 선호한다. 비누칠을 하면 거품이 나는 것은 비누분자의 이런 성질 때문이다. 물에 풀린 비누분자들이 점점 머리는 바깥쪽으로, 꼬리는 안쪽으로 모이며 공 모양의 작은 거품(미셀)이 만들어지는 것이다.

비누가 바이러스를 파괴하는 과정

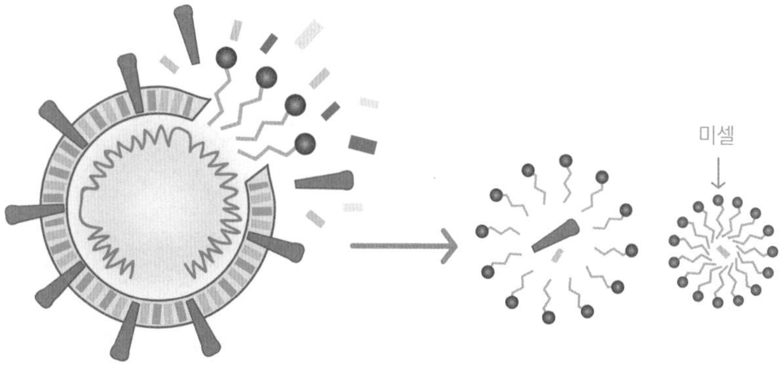

물과 멀어지려는 성질을 가진 비누분자 꼬리가 바이러스의 지질막에 쐐기처럼 파고들어 간다.

비누분자가 먼지와 바이러스 조각을 미셀이라고 불리는 작은 거품에 가둬 물에 씻겨 내려가도록 한다.

손을 물과 비누로 씻으면 기름을 좋아하는 비누분자의 꼬리가 지렛대의 원리로 바이러스 표면의 지질막에 틈을 내어 파고든다. 이 틈으로 바이러스의 중요 단백질이 흘러나오면 바이러스는 위력을 잃고 죽게 되는 것이다. 부서진 바이러스 조각은 먼지 등과 함께 거품 안에 갇힌 채 물에 쓸려 내려간다. 그래서 물에 비누 한 방울만 희석해도 수많은 종류의 바이러스와 박테리아를 무력화시킬 수 있다. 미생물과 먼지와 같은 더러운 물질도 비누 거품이 미생물을 가두거나 조각내는 방식으로 떨어져나간다.

비누는 알코올이 함유된 손 소독제보다 효과적이다. 에탄올을 60% 이상 함유한 손 소독제는 박테리아와 바이러스의 지질막을 파괴해 비누와 비슷하게 작용하지만 미생물을 피부에서 떼어내지는 못한다. A형 간염 바이러스나 감기를 일으키는 아데노바이러스처럼 지질막 없이 세포를 감염시키는 바이러스도 있고, 폐렴이나 설사를 일으키는 박테리아처럼 단백질과 당으로 이루어진 단단한 장막으로 약한 세포막을 스스로 보호하는 경우도 있다. 이런 경우는 비누나 에탄올의 화학적 공격만으로 없애기는 어렵다. 하지만 비누로 손을 씻을 때는 구석구석 박박 문지르고 비비는 물리적 과정이 더해지므로, 손 소독제를 사용하는 것보다는 더 효과적으로 균을 제거할 수 있다. 손 소독제는 물과 비누를 사용하기 어려울 때의 대안 개념으로 생각하는 것이 적절하다.

손 씻기가 제대로 효과를 발휘하려면 모든 사람이 자주, 꼼꼼하게 씻어야 한다. 우리는 하루 종일 물건을 만지고 사람들과 접촉한 손을 습관적으로 눈이나 코, 입에 가져다 댄다. 위험한 미생물이 몸 안으로 들어올 수 있는 길을 스스로 열어주는 셈이다.

사람들은 보통 2분 30초마다 무심코 얼굴을 손으로 만진다고 한다. 문의 손잡이처럼 여러 사람이 함께 만져야 하는 물건이 주변에 얼마든지 있으므로, 손을 잘 씻지 않는 한두 사람의 전파력은 상상보다 무섭다. 특히 코로나19와 같이 전염성 강한 감염원이 유행하고 있는 경우, 손을 잘 씻지 않는 사람은 자기 주변에서 구성원 전체의 위생안전을 위협하는 '슈퍼전파자'가 될 수도 있다는 경각심을 가져야 한다.

효과적인 마스크 사용법

마스크의 효과를 제대로 보려면 마스크 사용 방법을 알아야 한다. 가장 중요한 것은 마스크를 쓰거나 벗을 때 마스크 앞면을 손으로 만지지 않는 것이다. 재사용 역시 사용 방법을 준수하면 가능하다. 보건용 마스크의 경우 60~65℃의 수증기로 약 30분간 증기 소독하면 3번까지 재사용할 수 있다. 하지만 하나의 마스크를 계속 사용하면 입안의 바이러스나 세균이 마스크에 달라붙은 뒤 피부에 전염되어 피부병 등을 일으킬 가능성이 있다. 따라서 온종일 마스크를 착용해야 한다면 2개의 마스크를 준비해서 1시간 정도 번갈아 사용하도록 한다. 사용하지 않는 마스크는 통풍이 잘되는 곳에 걸어두고 말리는 것이 좋다.

일상방역 수준에서는 반드시 KF94(또는 N95), KF80과 같은 황사·미세먼지 차단용 마스크가 아니라도 괜찮다. 여러 겹으로 만든 면 마스크라도 쓰는 것이 마스크를 아예 쓰지 않는 것보다는 바이러스 감염 예방에 도움이 된다.

올바른 마스크 착용법

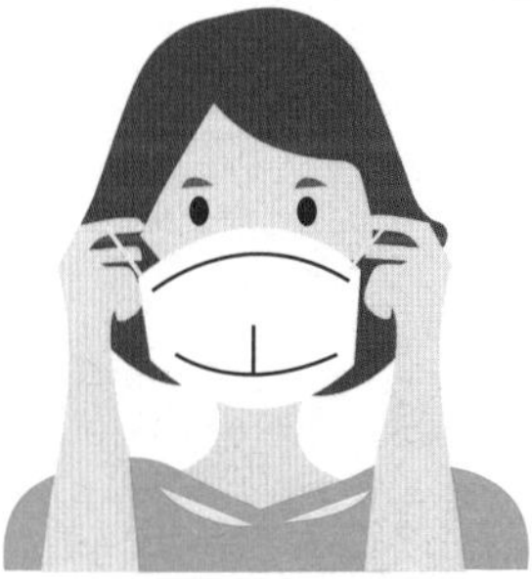

고정심 부분이 위로 오게 해서 코와 입을 완전히 가린 뒤 끈을 귀에 건다.

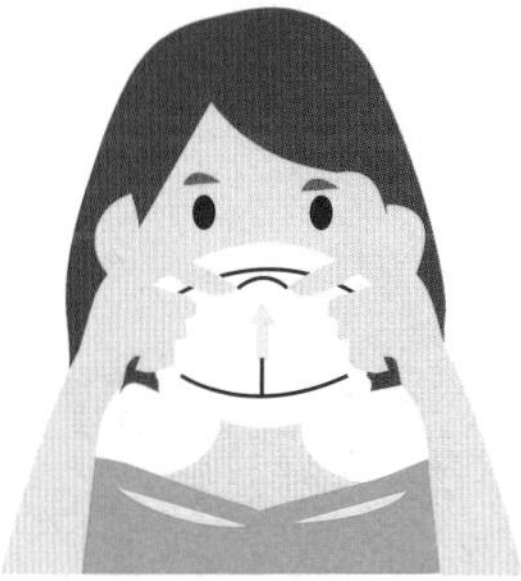

고정심을 눌러 코에 밀착시키고 공기가 새는 곳이 있는지 확인한 뒤 안면에 마스크를 밀착시킨다.

WHAT

Ox

4장

면역력에 관한 오해와 진실

면역력에 대한 관심이 높아질수록 낭설도 많아진다. 가장 많이 듣는 질문은 "무엇을 먹어야 면역력이 좋아지느냐"는 것이다. 실제로 '면역력에 좋은 ○○가지 식품'과 같은 식의 정보는 인터넷에서 쉽게 찾아볼 수 있다.

그런데 정말로 면역력을 키우고 싶다면 좋은 것을 먹는 것만큼이나 나쁜 것을 안 하는 것이 중요하다. 아무리 좋은 것을 많이 먹는다고 해도 식습관이 불규칙하고, 잠도 자지 않고, 술·담배를 과하게 하면서 몸을 거의 움직이지 않는다면 면역력이 떨어지는 것이 당연하다. 면역력을 잘 유지하고 싶다면 잘 먹고 잘 자고 규칙적으로 생활하며 적절한 활동량을 유지하는 것이 가장 중요하다.

사람들은 최소의 노력으로 최대의 효과를 얻을 수 있는 건강법에 관심이 많다. 다시 한번 강조하지만 건강에 대한 노력을 게을리해서는 최상의 결과를 얻기 어렵다.

그밖에도 면역력에 관한 여러 질문을 종종 받곤 한다. 터무니없는 이야기도 있지만 그럴 듯한 과학적 근거가 있는 경우도 적지 않다. 그래서 이 장에서는 '믿을 만한' 이야기가 아니라 '믿을 수 있는' 팩트를 정리하려고 한다.

면역력은 높을수록 좋다? X

무엇이든 너무 과한 것은 좋지 않다. 면역력도 마찬가지다.

앞에서 살펴봤듯이 면역세포의 핵심은 백혈구다. 우리 몸을 공격하는 감염원으로부터 신체를 보호하는 백혈구는 크게 매크로퍼지와 과립구, 림프구로 나뉘는데 과립구는 다시 호중구, 호산구, 호염구로 나뉘고, 림프구는 B세포, T세포 NK세포 등으로 나뉜다. 이름을 달리 부르는 것은 주로 하는 일이 모두 다르기 때문이다.

역할에 따라 면역세포 별로 혈액 내 얼마나 존재하는지 정해진 적정 비율이 있다. 이 숫자가 균형 있게 유지되어야만 건강한 면역기능을 수행할 수 있다. 면역세포의 숫자가 갑자기 늘어나도 문제가 된다. 백혈구 수가 너무 많으면 백혈병이 생기고, 림프구 수가 너무 많으면 림프암이 생긴다. 또한 갑자기 면역세포의 활동이 너무 활발해져도 문제가 된다.

코로나 19에 감염된 20대들이 갑자기 위중해지는 경우가 많았는데 그때마다 '사이토카인 폭풍cytokine storm'이라는 말이 나왔다. 사이토카인은 면역세포가 분비하는 단백질로, 면역세포들 사이에서 정보를 전달하는 역할을 한다. 어떤 이유로 사이토카인이 갑자기 과다분비되면 면역세포가 광폭할 정도의 공격성을 띠게 된다. 병원균이 아니라 장기를 공격해 사람을 오히려 위험에 빠뜨릴 수 있다. 이런 현상을 폭풍에 비유해 붙인 말이다.

자율신경의 균형도 중요하다. 자율신경은 사람의 의지대로 움직일 수 없다. 어두운 곳에 들어가면 동공의 크기가 커지고, 더우면 땀이 나는 것처럼 알아서 반응하는 신경이다. 거의 모든 세포가 자율신경의 영향을 받는데 백혈구 역시 마찬가지다.

질병의 70% 정도는 교감신경이 우위일 때 발생한다. 교감신경이 활발해지면 혈관이 수축하면서 혈액의 흐름이 나빠지고 가슴이 두근거리거나 손발이 차가워진다. 외부와 싸울 준비를 하기 때문이다. 그런데 세균이 없는 상태에서 싸울 태세를 갖추면 과립구는 활성산소를 발생시키며 내부조직을 파괴하며 염증을 일으킨다. 이런 상태에서는 여러 가지 감염성 질환에 걸리기도 쉽다.

반면, 몸을 편안하게 하는 부교감신경이 지나치게 활성화되면 의욕이 떨어지고 무력감에 빠질 수 있다. 바이러스와 싸워야 할 림프구가 과잉이 되면서 면역 과잉상태가 되어 알레르기질환이나 류머티스성 관절염 같은 자가면역질환까지 생길 수 있다. 따라서 면역력을 잘 유지하려면 규칙적인 생활로 교감신경과 부교감신경의 균형을 유지하는 것이 중요하다.

2

면역력 떨어지면 알레르기가 잘 생긴다?

X

앞에서 설명했듯 알레르기는 면역력이 지나쳐서 생기는 '면역과민반응'이다. 항체는 많아졌는데 항원이 별로 없다면 늘어난 항체가 우리 몸의 조직을 공격하면서 염증반응이 일어난다. 아토피성 피부염이나 알레르기성 비염, 기관지천식 등의 알레르기질환이 생기는 원리이다.

알레르기 자체가 면역과민반응이므로 면역력을 강화해 알레르기를 치료한다는 주장 자체가 성립되지 않는다. 정상적인 면역상태인 사람이 스트레스나 피로 누적, 비타민이나 미네랄 부족, 음식 섭취 불균형 등으로 면역력이 약화되어 병에 걸리는 것을 막으려고 면역력 강화제를 이용하는 것은 적절하다. 하지만 알레르기질환이 있는 경우에는 면역과민반응을 개선하는데 도움이 되는 건강기능식품을 사용하는 것이 낫다. 면역력 강화제를 써야 하는 경우에는 반드시 주치의와 상의하기를 바란다.

알레르기질환이 나아지려면, 즉 면역과민반응을 피하려면 염증을 유발하는 알레르겐을 차단해야 한다. 알레르기가 있는 사람은 검사를 통해 자신이 민감하게 반응하는 알레르겐이 무엇인지 찾아낼 수 있다. 알레르겐을 찾았다면 특정 음식이나 집먼지진드기와 같은 환경적 측면의 알레르겐을 적극 피하는 한편 증상을 완화시키는 처방을 통해 알레르기의 주요 지표를 낮추는 것이 중요하다.

알레르기 치료에는 콧물이나 기침, 가려움증을 완화하고 알레르겐에 대한 민감성을 낮추는 약물을 처방하기도 하고, 특정 중금속의 지표가 높은 경우라면 이를 해독하는 비타민과 미네랄 치료를 시행하기도 한다.

면역체계에 이상이 생겼을 때 나타나는 내 몸의 신호

면역력 감소 신호	면역력 이상 신호
감기, 피로, 두통, 입마름, 몸살, 관절통, 불면증, 불안증, 피부질환, 체중 감소, 식은땀 등	피부 가려움증, 발진, 두드러기, 관절통, 근육 강직, 뇌기능 이상, 체중 감소, 심한 목마름, 다뇨증, 잦은 설사나 혈변, 피부 각질 등

젊고 건강하면 면역력도 높다?
X

21세기의 전염병 코로나 19는 노약자에게 치명적인 반면 젊고 건강한 사람에게는 상대적으로 발병률이 낮았다. 그러나 제1차 세계대전 중이던 1918년 유럽을 휩쓴 스페인독감은 사망자 5천만 명 가운데 60% 이상이 20~45세의 젊은이들이었다. 전문가들은 그 이유를 사이토카인 폭풍으로 꼽았다.

앞서 설명했듯 사이토카인은 외부에서 유해물질이 침입했을 때 면역세포가 분비하는 물질로 염증반응을 유도하거나 억제하는 역할을 한다. 면역 기전에서 꼭 필요한 반응이지만, 간혹 젊고 건강한 사람들에게서 폭풍에 비할 만큼 급격하고 과도하게 분비되는 수가 있다. 그러면 지나치게 많은 수의 백혈구가 활성화되면서 과도한 염증반응으로 폐를 비롯한 여러 장기를 손상시킬 수 있다. 그러므로 젊고 건강한 것이 곧 면역력이 높은 것이라고 단정하기는 어렵다.

다행스러운 것은 평소 면역체계의 균형이 잘 잡힌 상태로 관리해왔다면 사이토카인 폭풍을 피해갈 수도 있다는 점이다. 그 비밀은 T세포에 있다. 사이토카인 폭풍은 결국 염증세포가 너무 많이 생겨 조절이 안 되는 것인데, 이때 T세포와 충돌하게 되면 도움T세포가 염증세포 조절기능을 함으로써 면역반응의 치명적인 불균형을 막는 것이다. 이는 중국 국가호흡기질환연구센터 연구팀이 2020년 2월, 국제 의학학술지 〈뉴잉글랜드저널오브메디슨The New England Journal of Medicine, NEJM〉에 발표한 논문을 통해서도 확인되었다.

이 논문에 따르면 코로나 19 환자 1,099명을 분석한 결과 이들 대부분에서 면역시스템을 관장하는 T세포결핍증이 관찰되었으며, 환자의 상태가 나쁠수록 T세포결핍증이 심해지는 경향을 보인 것이다. 중환자실에 입원했던 환자, 산소호흡기를 사용한 환자나 사망한 환자 등이 입원한 당시의 T세포 수는 1㎣당 평균 700개로 정상치(1,500~4,000개)의 절반에도 미치지 못했다.

그러므로 관건은 면역력의 균형을 잘 유지하는 것이다. 겉으로 드러나는 나이나 건강한 외모만 믿고 안심할 것이 아니라, 면역세포의 70%가 존재하는 장을 최적의 환경으로 만들고 백혈구의 활성화를 돕는 비타민 C 등을 충분히 섭취하며 균형 잡힌 생활을 하는 것이 무엇보다 중요하다.

혈액검사로 면역력 상태를 알 수 있다?

O

혈액검사로 면역력의 상태를 알 수 있을까? 결론부터 말하자면 맞는 말이다. 혈액검사를 하면 백혈구의 수치를 알 수 있다. 백혈구의 수는 혈액 1마이크로리터(㎕)당 4,000~10,000개가 정상이다. 백혈구의 수치가 정상 이하면 면역기능이 떨어졌다는 의미이다. 반대로 백혈구의 수가 정상보다 높으면 몸이 무엇인가에 감염된 상태라고 볼 수 있다.

세균과 싸울 때는 호중구 수치가 늘어난다. 평소 호중구는 백혈구 중 50~75%(평균 65%)를 차지하는 것이 이상적이다. 림프구는 20~44%(평균 30%)를 차지하는데, 침입 물질이 들어오면 50~60%까지 늘어난다.

반면 면역력이 약한 노약자나 만성질환자는 림프구 수치가 낮다. 특히 바이러스나 암세포를 사멸시키는 NK세포(자연살상세포)의 경우에는 정상 범위가 7.2%~34.2% 정도다. 이보다 낮을 경우에는 각종 질병에 걸리기 쉽

혈액검사를 하면 백혈구의 수치를 알 수 있다. 백혈구의 수치가 정상 이하면 면역기능이 떨어졌다는 의미이다. 반대로 백혈구의 수가 정상보다 높으면 몸이 무엇인가에 감염된 상태라고 볼 수 있다.

다. NK세포는 7.2%가 정상 범위 중 가장 낮은 편에 속하는데, 중간 범위인 15~20%는 유지하는 것이 좋다. NK세포를 잘 유지하려면 평소 건강한 생활습관을 몸에 익히고 비타민 C와 단백질을 충분히 섭취하는 것이 필요하다.

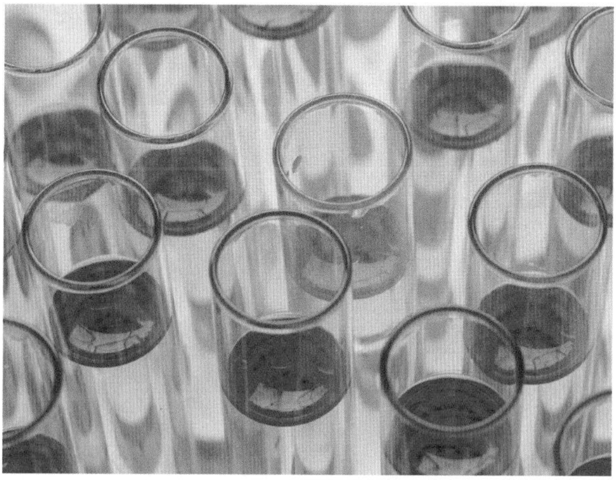

햇볕을 쬐면 면역력이 높아진다? O

자가면역질환은 면역세포가 어떤 이유로 환자 자신의 체세포와 장기를 공격해서 생기는 질병이다. 자가면역질환이 심해지면 당뇨병, 다발성 경화증, 우울증, 정신분열증, 독감, 축농증, 알레르기성 비염, 아토피성 피부염 등이 생기기 쉽다. 자가면역질환은 비타민 D 부족과 관련이 깊다. 비타민 D는 비타민 D 전구체(프리비타민 D) 섭취 후 햇볕을 쬐었을 때 피부 안쪽에서 생성된다. 하루 30분 이상 햇볕을 쬐면 비타민 D 걱정은 안 해도 된다.

햇빛을 쬐는 것은 여러 가지 장점이 있다. 낮에 햇볕을 많이 쬐면 숙면에 도움이 되는 멜라토닌 생성이 활발해진다. 또한 행복호르몬이라 불리는 세로토닌 분비가 촉진되어 불안증이 없어지고 불면증과 식욕을 억제할 수 있다. 햇빛을 보는 것만으로도 잘 자고 즐겁게 해주니 면역력에 도움이 되는 것이 당연하다.

고기를 먹으면 면역력이 떨어진다? X

육식은 나쁘고 채식이 좋다는 생각에 고기를 멀리하는 경우가 있는데, 육류를 통해 섭취하는 필수아미노산이 부족하면 오히려 면역력이 떨어진다.

면역세포가 바이러스나 세균을 죽일 때는 다양한 화학물질을 분비한다. NK세포의 활동을 예로 들어보자. 암이나 바이러스와 같은 비정상 세포를 인지한 NK세포는 퍼포린을 비정상 세포의 막에 뿌려 구멍을 내고 그 틈으로 그랜자임을 뿌려서 세포질까지 파괴해 아포토시스(세포 자살)를 일으킨다. 이때 퍼포린과 그랜자임의 원료가 되는 것이 바로 단백질이다.

단백질은 지방과 달리 몸에 쌓이지 않는다. 그래서 어제 먹은 고기의 단백질을 오늘까지 사용할 수는 없다. 면역력 강화와 유지를 위해서는 매일 일정량의 단백질을 섭취하는 것이 좋다. 특히 빈혈이 심한 경우에는 필수아미노산이 풍부한 쇠고기 등의 붉은 고기를 자주 먹는 것이 필요하다.

2부

H O W

면역력을 지키는 법

생활습관과 영양을 관리하라

HOW

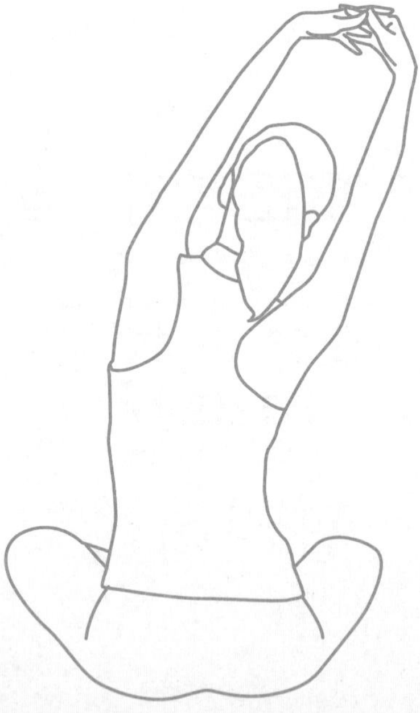

5장

슬기로운 건강생활

시간이 점점 느려지는 벽시계의 건전지를 새것으로 갈아 끼우면 시계는 다시 새것처럼 정확히 돌아가게 된다. 사람의 몸도 기운이 시들어갈 때 단번에 에너지를 최상의 상태로 끌어올릴 방법이 있다면 얼마나 좋을까.

하지만 불행히도 약이나 주사 한 방 같은 간편한 방식으로 체력과 면역력을 단번에 높일 수 있는 방법은 없다. 기본을 강화하려 노력하지 않고 여러 가지 약물 같은 임시방편을 좋아하면 체력은 더욱 쉽게 방전된다. 없는 힘을 빌려 쓰기 좋아하다간 체력의 '파산'으로 갈 수 있다.

면역력을 단번에 높일 수 있는 왕도는 없다. 면역력을 지키는 가장 좋은 방법은 타고난 면역력을 유지하는 것이다. 그 길은 생활 속에 있다. 먹고 자고 움직이는 모든 것에서 균형을 맞출 때 타고난 우리 몸의 면역력도 균형이 유지된다.

먹고 자고 움직이는 일상적인 활동과 의식주 생활의 균형을 잃지 않도록 해야 하고, 동시에 심리적 정서적 균형까지 잘 유지하면 금상첨화다. 타고난 면역력 이상으로 유능한 건강비결은 없다.

체온 : 면역기능과 밀접한 관련

성인의 정상 체온은 흔히 36.5℃라고 하는데, 실제로는 35.8~37.2℃ 범위에서 유지되면 대개 정상이다.

체온은 개인에 따라서도 차이가 있을 뿐 아니라 같은 사람이라도 일정범위 내에서 얼마든지 오르내릴 수 있다. 하루 중에서도 잠들어있는 시간과 활동시간의 체온은 달라진다. 대략 새벽시간대(오전 2~4시 사이)에 최저, 저녁시간대(오후 6~10시 사이)에 최고점을 보인다. 간혹 정상범위를 잠시 벗어난다 해도 반드시 문제가 되는 건 아니다.

그런데 체온은 인체의 면역기능과 밀접한 관련이 있다. 감기에 걸리거나 피부의 상처 등을 통하여 몸에 세균이 침투했을 때 몸에서 열이 나는 것은 몸 안에서 원인균이나 바이러스를 제거하기 위한 면역계의 작용 때문이라는 것은 익히 알고 있을 것이다. 그런데 만일 체온이 평상시의 정상 체온보다

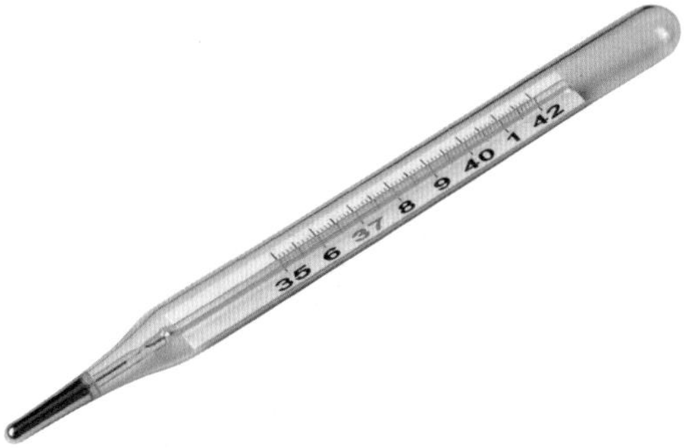

내려가는 경우라면 어떻게 될까.

1℃만 떨어져도 면역력은 저하된다

평소보다 체온이 1℃ 낮아지면 면역력은 10~30%까지 떨어진다. 체온이 내려가면 체온을 올리기 위해 혈관이 수축하기 때문이다. 자연히 혈액의 흐름이 원활하지 않게 되고 혈액순환이 느려지면 신진대사도 느려진다. 혈액순환이 원활하지 않기 때문에 몸 안에 염증이 생기거나 균이 들어와도 백혈구, 림프구 등의 출동이 늦어질 수밖에 없다. 화재신고를 받고 출동한 소방차가 길이 막혀 현장에 제때 도달하지 못하는 경우와 비슷하다. 그래서 면역기능이 떨어지게 된다. '체온-혈액순환-면역세포의 활동력-면역력'은 이처럼 유기적인 상관관계를 갖고 있다.

면역기능이 떨어지면 체온 유지 기능도 약화될 수 있다. 때문에, '체온저 체온을 지키는 데 가장 좋은 방법은 운동, 특히 유산소운동이다. 걷기나 달리기 등의 운동을 꾸준히 하면 혈액순환과 신진대사가 원활해져 손끝 발끝까지 영양공급과 노폐물의 배출이 원활해진다. 시간을 내서 유산소운동을 따로 하는 것도 좋지만, 평소 걸을 때 활발하고 빠른 걸음으로 바꾸기만 해도 상당한 효과를 볼 수 있다.

하-면역저하' 현상이 서로 원인이 되기도 하고 결과가 되기도 하면서 악순환의 굴레에 빠질 수도 있다. 평소 손발이 차갑거나 추위를 잘 타는 사람들은 특히 이러한 악순환의 가능성을 잘 살펴야 한다.

유산소운동으로 신진대사를 원활히

체온을 지키는 데 가장 좋은 방법은 운동, 특히 유산소운동이 꼽힌다. 걷기, 달리기 등의 유산소운동을 하면 혈액순환이 빨라지고 신진대사가 원활해져서 말초혈관과 손끝, 발끝까지 영양공급과 노폐물의 배출이 원활해진다. 시간을 내서 유산소운동을 따로 하는 것도 좋지만, 평소 걷는 자세를 활발하게 하고 빠른 걸음으로 바꾸기만 해도 상당한 운동효과를 얻을 수 있다.

걷는 속도를 평소보다 두 배로 빠르게 하고 보폭을 늘리며 팔을 힘차게 뻗어 움직이는 것이 요령이다. 빨리, 크게 걷는 것은 치매 예방과 기억력 증진에도 도움이 된다. 기억력이 단번에 눈에 띄게 좋아지는 것은 아니지만 활달한 걷기 습관을 통해 기억력이 5~10% 정도는 향상될 수 있다.

간혹 체온을 빨리 올리겠다고 사우나나 찜질방을 이용하는 사람도 있지만, 그런 목적에서라면 거의 도움이 되지 않는다. 뜨거운 곳에서 땀을 흠씬 흘리고 나면 개운한 기분이 들고 몸도 가벼워지는 느낌은 들겠지만, 운동으로 땀을 흘렸을 때의 효과와는 비교가 안 된다. 뜨거운 환경에서는 피부 표면의 온도가 올라가 이를 낮추기 위해 땀이 나는 것일 뿐, 체내 장기까지 바깥 온도가 전달되는 것은 아니기 때문이다.

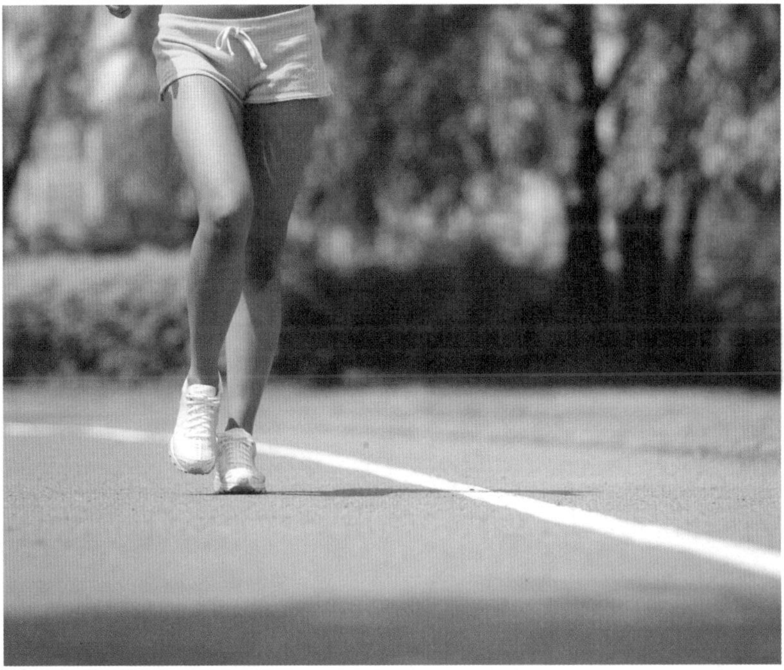

2

수면 :
자야 할 때 충분히, 깊게 잔다

'잘 먹고 잘 싸고 잘 자는 것'이 건강의 척도가 될 수 있다. 우리 일상의 모든 활동들이 균형을 잘 유지하고 있다는 증거가 되기 때문이다.

이 가운데 잘 잔다는 것, 즉 '좋은 잠'은 어떤 잠을 말하는 것일까. 한마디로 요약하면 자야 할 때 충분히, 그리고 깊이 잘 자는 잠이라고 할 수 있다. 그중에서도 핵심은 '낮에는 환하게, 밤에는 어둡게'로 정리된다.

잠은 하루 동안의 활동으로 피곤해진 몸과 두뇌가 활동을 멈추고 휴식을 취하는 과정이다. 이 휴식을 통하여 몸은 기력을 충전하고 두뇌는 복잡했던 생각과 고민들을 지워 말끔한 상태로 돌아간다. 이를 통해 새로운 하루를 맞을 준비가 되는 것이다.

'많이'보다 '제때' 자는 게 더 중요

잠이 들었다고 해서 모든 신체활동이 정지되는 것은 아니다.

잠을 잘 때도 우리 몸의 세포와 조직들은 쉬지 않는다. 다만 깨어있을 때 주로 활동하는 영역과 잠잘 때 주로 활동하는 영역이 다르다는 점이 특징이다. 이 구분은 인체에 프로그램되어 있는 생체리듬(biological rhythm; 바이오리듬)과 관련이 있다. 예를 들면 낮에는 교감신경, 밤에는 부교감신경이 주로 활성화된다. 낮에 활발하던 근육과 장기들의 활동이 밤에는 최소수준으로 줄어들며 그 대신 내분비선의 활동이 활발해져 몸 안의 노폐물제거와 호르몬의 재배치가 밤사이에 이루어진다.

생체리듬은 혈압과 체온, 호르몬의 변화 등 균형을 유지해야 하는 모든 것에 관여한다. 이를테면 혈압은 밤에 떨어졌다가 아침에 20%가량 높아진다. 심장마비나 뇌졸중이 새벽에서 아침 사이에 주로 발생하는 이유도 이 리듬과 무관하지 않다. 아토피성 피부염이나 기관지천식 등 알레르기성 질

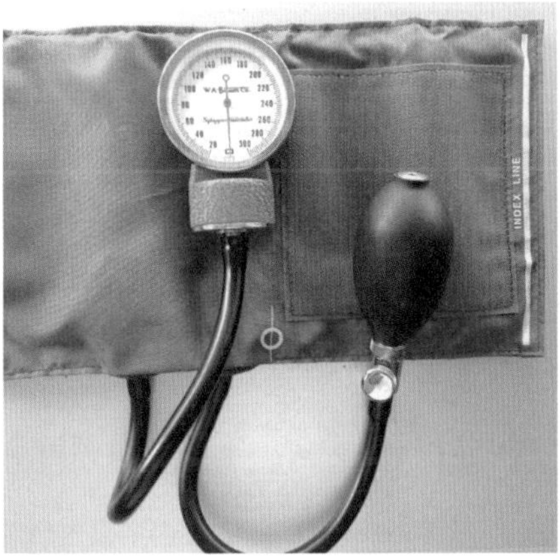

환은 일반적으로 낮보다 밤에 더 잘 나타나는 경향이 있는데, 이 또한 생체리듬에 따라 밤에 더 활발해지는 림프구의 작용과 관련이 있다.

충분히 자는 것보다 더 중요한 것은 제때 자는 것이다. 밤에는 생체리듬이 휴식과 재생에 적합하게 작동하고, 낮에는 생체리듬이 활동하기에 적합하게 작동하기 때문이다. 면역활동에 중요한 역할을 하는 호르몬들도 이 생체리듬에 맞춰 분비량이나 생산이 조절된다. 면역시스템의 주요 역할인 세포재생도 우리가 자는 동안 주로 이루어진다.

잠잘 때 분비되는 성장호르몬과 멜라토닌

밤에 잠잘 때 분비되는 밤의 호르몬은 성장호르몬과 멜라토닌 등이다. 밤에 제대로 자지 않으면 이 호르몬들이 제대로 분비되지 않아 어린이는 성장이 둔화되고 성인은 노화가 빨라지며 면역력은 약화된다.

멜라토닌은 낮 동안 햇빛에 반응해서 호르몬샘에 고여들다가 저녁 무렵부터 분비되기 시작해 졸음을 몰고 오며, 새벽 3시 전후로 왕성하게 분비된다. 생체리듬이란 사람이 만든 시곗바늘이 아니라 태양의 일조량에 맞춰 돌아가는 것이므로, 멜라토닌의 시계도 계절에 영향을 받는다. 사람을 비롯해 모든 동물들이 해가 늦게 뜨는 겨울에는 잠을 더 오래 자고 여름에는 더욱 더 짧게 자는 것도 멜라토닌의 영향이다.

숙면의 가장 중요한 조건은 '낮에는 밝게, 밤에는 어둡게'라는 말로 요약된다. 성장호르몬과 멜라토닌의 활동에 비추어보면 아주 정확한 말이다.

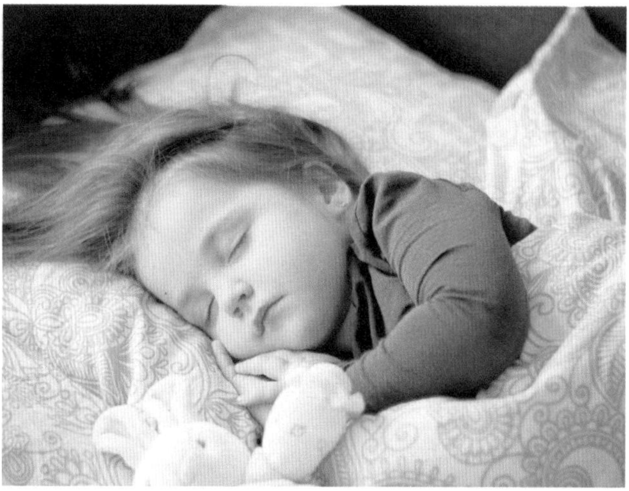

멜라토닌 분비량은 자는 시간과 정비례한다. 수면부족이 단 이틀만 지속되어도 뇌졸중 위험이 높아진다는 연구결과도 있는데, 이것은 잠이 부족하면 멜라토닌 분비량이 줄어들어 혈압이 높아지기 때문이다. 잠이 보약이라는 옛말은 틀림이 없다.

의학의 관점에서 이상적인 수면시간은 하루 7~8시간 정도다. 한국 도시인의 통상적인 생활패턴으로 비추어 보면 밤 10시 이전에 잠자리에 드는 것은 매우 어렵고, 잠자리에 늦게 드는 만큼 7~8시간을 계속 자는 것도 어렵게 느껴질지 모른다. 하지만, 도시인들에게 흔한 만성적인 피로증후군이 대개 수면부족 때문이라는 사실은 심각하게 인식해야 한다. 그것은 바로 면역력과 저항력의 저하로 이어지는 원인이 되기 때문이다.

수면 방해받지 않도록 모든 빛을 차단을 한다

밤에 잠을 잘 자기 위해서는 잠자기 좋은 환경을 만드는 것이 우선되어야 한다. 이를 '수면위생'이라고 하는데, 가장 중요한 것은 침실이 최대한 어두워야 한다는 점이다. 빛은 멜라토닌의 활동을 방해한다.

눈을 꼭 감는다고 해도 빛이 들어오는 곳에서는 아무래도 망막세포에 그 빛이 느껴지지 않을 수 없다. 빛의 자극이 뇌로 전달되면 뇌가 인식작용을 멈출 수 없기 때문에, 충분한 휴식과 수면이 방해를 받는다. 수면호르몬의 활동도 방해를 받을 수밖에 없다. 실내의 전등을 다 꺼도 밖으로부터 새어 들어오는 불빛, 달빛이나 방안에 남아 있는 충전기 불빛이나 가전제품의 대기신호, 식별등 등등, 작은 불빛들이 의식된다면 분명 불빛에 의해 잠이 방해를 받고 있는 것이다.

완벽한 차단이 안 된다면 안대나 눈 찜질팩의 일종인 눈 베개를 사용하는 것도 도움이 된다. 라벤더 등 아로마오일을 함께 사용하면 긴장을 풀어주고 숙면을 돕는 효과가 있다.

잠에 대한 연구가 활발한 덕에 수면위생의 규칙이 달라지기도 한다. 10여 년 전만 해도 낮잠이 도움이 된다며 권하기도 했는데, 지금은 오히려 반대이다. 식후 잠이 쏟아지거나 몸이 너무 늘어질 때 10여 분 안팎으로 잠시 눈을 붙이는 것은 몸이 원하는 휴식을 주는 좋은 방법이지만 밤잠의 기능과 효과를 대체하지는 못한다. 게다가 낮잠이 30분 이상으로 길어지면 생체시계에 혼란을 일으켜 밤잠을 이루지 못하게 하는 원인이 될 수 있다.

변하지 않는 규칙도 있다. 술이나 카페인, 니코틴처럼 뇌를 자극하는 물

불면증이 있는 사람들이 잠을 청하기 위해 술을 마시는 경우가 흔히 있다. 술을 마시면 빨리 잠들 수는 있겠지만, 체내에서 곧바로 알코올 대사가 진행되면서 오히려 깊은 잠에 드는 것을 방해할 수 있다.

질은 피하라는 점이다. 특히 술을 피해야 한다. 불면증이 있는 사람들이 잠을 청하기 위해 술을 마시는 경우가 흔히 있다. 술을 마시면 빨리 잠들 수는 있겠지만, 체내에서 곧바로 알코올 대사가 진행되면서 오히려 깊은 잠에 드는 것을 방해할 수 있다. 좀처럼 잠들기 어렵다면 술 대신 멜라토닌 분비를 돕는 체리나 바나나, 견과류, 삶은 달걀을 조금 먹는 것이 낫다. 다만, 너무 많이 먹어서 소화기관에 새로운 과제를 주어서는 안 된다.

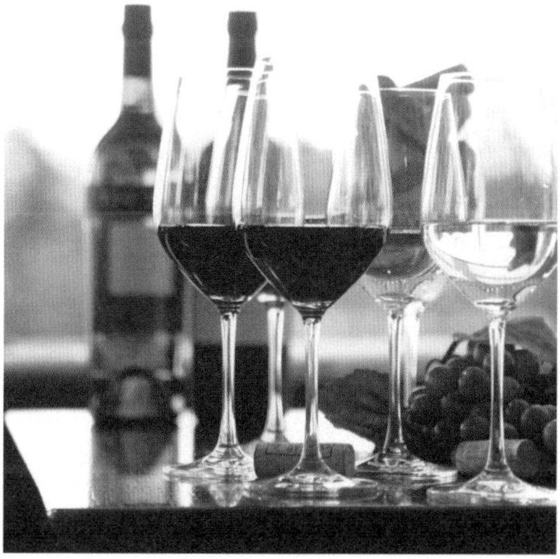

생활리듬이 일정하지 못하면 뇌는 시차를 느낀다

일정한 시간에 일어나는 것도 중요하다. 아침에 일어나는 시간이 매일 달라서 그 편차가 90분 이상 들쑥날쑥한 사람은, 일정한 시간(편차 30분 이내)에 일어나는 사람보다 숙면 시간이 짧고, 비만 위험이 높다는 연구결과가 있다. 일주일 동안 쌓인 피로를 풀기 위해 주말에 몰아서 자는 사람들도 많은데, 1~2시간 더 자는 정도는 도움이 될 수 있지만 평일과 너무 차이가 많이 나는 것은 도움이 되지 않는다. 평소의 생활리듬과 하루 일과가 어긋나면서 마치 외국에 다녀온 것처럼 몸이 '시차'를 느끼게 되는 경우도 있다. 이를 사회적 시차social jet lag라고 한다.

잠들기 전 생각을 비운다

숙면을 위해서는 잠들기 전 짧게 유산소운동이나 스트레칭을 해서 미리 체온을 좀 올려두는 것도 좋다. 잠들기 전 음악, 스마트폰 게임이나 방송과 같은 소음은 피해야 한다.

잠들기 전에는 생각을 비우는 것도 중요하다. 잠자리에 누워서까지 고민거리나 복잡한 생각을 하면서 잠이 들면 그 스트레스가 잠자는 동안에도 이어져 뇌가 충분히 쉴 수 없게 된다. 밤새 꿈에 시달리는 경우는 대개 이러한 고민의 연장에서 일어난다.

애써 노력해도 잠을 잘 못 이룬다면 건강상태를 확인해볼 필요가 있다.

숙면을 위해서는 잠들기 전 짧게 유산소운동이나 스트레칭을 해서 미리 체온을 좀 올려두는 것도 좋다. 잠들기 전 음악, 스마트폰 게임이나 방송과 같은 소음은 피해야 한다. 잠들기 전에는 생각을 비우는 것도 중요하다.

불면을 야기하는 질환은 참으로 다양하다. 알레르기질환부터 소화기장애, 갑상선기능 항진 같은 내분비질환과 파킨슨병 같은 신경계질환, 요통과 같은 만성통증이나 폐경기 이후의 호르몬 변화, 우울증이나 강박증, 주의력결핍장애나 치매는 물론 가벼운 감기 증상(발열, 기침 등)만으로도 잠을 방해받을 수 있다. 비염이나 축농증으로 코 중격이 휘어진 경우에도 호흡을 방해받아 깊은 잠이 들지 못할 수가 있다.

밤잠을 방해하는 질병 증상은 밤에 이루어져야 할 인체 면역기능을 방해해 치유 효과를 더욱 떨어뜨릴 수 있으므로, 잠을 잘 이루기 위해서도 적극적인 치료를 미루지 않는 것이 좋다.

건강한 사람의 수면리듬

사람이 잠을 잘 때는 보통 '얕은 잠-깊은 잠-얕은 잠'의 리듬이 반복된다. 처음 잠자리에 누웠을 때는 일단 얕은 잠에 빠진다. 이 첫 번째 얕은 잠에도 단계가 있는데, 몸에 긴장이 풀리고 이완되면 심장박동과 호흡이 느려지다 이내 잠에 빠져든다. 1단계 잠이다. 이때에도 이미 잠들었다고 할 수 있지만, 사실은 깊은 잠으로 들어갈 준비를 하는 단계다. 체온도 살짝 떨어져 있다. 다른 자극을 가하지 않으면 그대로 2단계의 잠으로 내려가게 되는데 간혹 긴장한 상태에 있거나 스트레스가 많은 사람은 좀처럼 2단계로 넘어가지 못하고 잠을 설치며 자다 깨기를 반복하기도 한다.

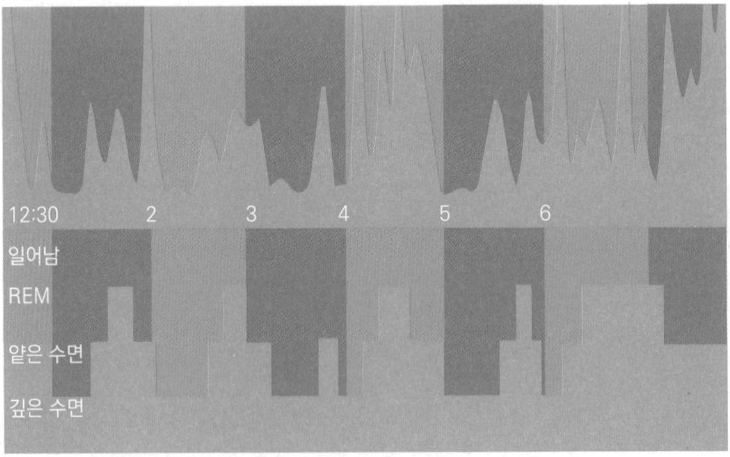

수면 그래프

이처럼 잠을 잘 이루지 못하는 것이 흔히 '불면증'이라 부르는 증상이다. 보통은 2단계의 잠을 거쳐 3단계의 깊은 잠으로 들어가는데, 3단계 수면에서는 억지로 깨워도 좀처럼 정신을 차리지 못한다. 설사 잠시 정신을 차렸더라도 곧 다시 잠이 들고, 아침에 깨어나면 도중에 잠시 깨어났던 사실조차 기억을 못 한다.

3단계를 지나 다시 얕은 잠의 단계로 돌아오는데, 이때가 렘수면(REM; rapid eye movement sleep)의 단계다. 렘은 눈이 빠르게 움직인다는 뜻으로, 몸은 자고 있지만 뇌는 깨어 활동하는 상태다. 이때 뇌의 활동은 꿈꾸기와 연관돼 있다. 보통은 하룻밤 자는 동안 얕은 잠과 깊은 잠을 일정시간 간격으로 오르내리는 과정이 3~5회 반복된다.

식습관 : 과식 피하고, 식사는 즐겁게

균형이 면역력의 핵심이라는 것은 거듭 강조해도 지나치지 않다. 특히 가장 경계해야 하는 불균형은 식습관에서 주로 발생한다. 너무 많이 먹어도 너무 적게 먹어도 좋지 않다. 소식보다는 과식이 상대적으로 더 위험하다.

과식은 자율신경 균형을 해친다

밥을 먹으면 나른해진다. 안정을 담당하는 부교감신경이 활발해지기 때문이다. 식사를 하는 동안 영양 성분과 함께 이물질과 유해물질이 들어올 수 있고, 음식이 잘게 분해되는 소화과정에서 혹시 모를 나쁜 성분이 생길까 몸이 미리 대비하는 것이다. 식사 직후에는 음식을 소화시키는 과정에서 에너지를 많이 소모하면서 활성산소가 증가한다. 이 때문에 과식습관은 자율신경의 균형을 해치기 쉽다.

가장 좋은 것은 포만감을 느끼기 전에 멈추는 것이다. 평소 먹는 양의 3/4만 먹고 그치는 것인데 이게 참 어렵다. 과식의 원인 중 하나로 빨리 먹는 것을 꼽을 수 있다. 뇌가 배부르다고 인식하기도 전에 이미 많이 먹어 버리는 것이다. 식사는 최소한 15분 이상, 꼭꼭 씹으며 천천히 먹는 게 좋다.

그런데 시간에 쫓기는 직장인이나 학생들에게는 이걸 지키는 게 쉽지 않다. 건강을 위해 일하는 의사와 간호사들조차도 지키기 어려워한다. 어렵기 때문에 노력해야 한다. 여럿이 함께 식사를 하다 보면 보통은 빨리 먹는 사람의 속도에 맞추곤 한다. 이걸 반대로 해보는 것도 요령이 될 수 있다. 전체가 가장 느리게 먹는 사람의 속도에 맞춰 식사를 하는 것이다. 평소보다 천천히 먹으면서 배가 너무 부르기 전에 수저를 내려놓을 수 있을 것이다.

단 음식은 혈당, 짠 음식은 혈액순환 방해

달고 짜고 기름지고 자극적인 소위 '단짠' 음식은 건강에 좋지 않다. 그런데 그런 음식일수록 더 많이 먹게 되는 경향이 있다. 단 음식은 혈당을 급격히 올려 성장호르몬 분비를 방해한다. 짠 음식은 혈액순환의 적이다. 음식은 되도록 재료 본연의 맛을 살릴 수 있도록 조리과정을 단순하게 하고 양념도 적게 사용하는 노력이 필요하다.

식단은 알록달록 여러 가지 색으로 구성하는 것이 영양구성에 유리하다.

잘 때는 잠에, 먹을 때는 식사에 집중하는 것이 좋다. 스트레스를 식탁까지 끌고 들어오면 음식 맛을 못 느껴 과식을 하게 되고 자극적인 음식을 찾게 될 가능성이 높다. 소화력도 떨어진다.

쌀밥이나 빵처럼 도정한 곡류보다는 현미나 통밀을 활용하도록 한다. 녹황색 채소, 특히 빨갛고 노랗고 푸른 여러 채소가 갖고 있는 컬러푸드의 항산화 성분을 고루 섭취하는 것이 중요하다. 머리부터 꼬리까지 통째로 먹는 뱅어포, 멸치, 잔새우 등은 식재료가 가진 영양소를 하나도 버리지 않고 알뜰히 섭취할 수 있어 좋다. 김치와 된장, 요구르트와 같은 발효식품을 섭취하는 것은 유익균을 충분히 먹을 수 있는 기회가 된다.

무엇보다 중요한 것은 즐겁고 편안한 마음으로 식사를 해야 한다는 점이다. 잘 때는 잠에, 먹을 때는 식사에 집중해야지, 스트레스를 식탁까지 끌고 들어오면 소화도 안 되고 맛도 못 느껴 과식을 하게 되고 자극적인 음식을 찾게 될 가능성이 높다. 식사를 할 때는 다른 것은 다 내려놓고 음식에 집중하자.

4

햇빛 : 햇빛을 봐야 호르몬이 생성된다

서양에서는 햇살이 좋은 날이면 일광욕을 하는 이들을 흔히 볼 수 있다. 요즘은 우리나라에서도 햇살 좋은 날, 강변이나 공원에 나와 해바라기를 하는 사람들이 적지 않다. 미세먼지가 일상이 되면서 맑은 날에도 태양을 보기 어려운 날이 많아져서인지 햇빛을 신경 써서 찾는 사람들이 늘어난 것으로 보인다. 밝고 따사로운 햇살 아래 머무는 것은 명백한 장점이 있다. 이 책에서 여러 번 언급했듯 체내에서 생성되는 비타민 D와 세로토닌, 멜라토닌 등은 햇빛을 충분히 봐야 잘 생성된다.

불가피하게 햇빛을 볼 수 없는 상황이라면 주사나 영양제의 도움을 받을 수 있다. 비타민 D를 주사할 경우 한 앰플에 20~30만IU가 포함되어 있는데, 근육주사 후 서서히 몸에 흡수되기 때문에 2~3개월에 한 번씩 맞으면 된다. 보충제를 먹는 경우는 매일 1,000IU, 비타민 D가 많이 부족하면

2,000IU까지 섭취할 수 있다. 비타민 D는 지용성이므로 하루 2,000IU 이상 섭취하는 것은 권장되지 않는다.

자외선 노출량 많을수록 사망률 감소한다

비타민 D는 체내에서 합성되는 비타민으로, 태양의 신비로운 선물이라고 할 수 있다. 햇볕을 쬐지 않으면 비타민 D 전구체(프로비타민 D)가 풍부한 식품을 아무리 많이 먹어도 체내에서 비타민 D로 변하지 않는다.

비타민 D가 인체 내에서 자연적으로 합성되려면 피부에 햇볕을 직접 쬐어야 한다. 비타민 D는 햇빛 스펙트럼 가운데서도 자외선 B(UV-B)를 통해서 합성되는데, UV-B는 유리를 잘 통과하지 못하기 때문이다. 유리로 갇힌 실내에서는 온종일 햇빛이 잘 들어온다 해도 비타민 D가 생성되지 않는다.

피부암이나 피부노화를 우려해 직사광선을 무조건 피하는 사람도 많은데, 피부에 멜라닌 색소가 많은 동양인이나 흑인은 백인과 달리 햇볕을 자주 쬔다고 해서 피부암이 잘 생기지는 않는다. 그러니 가능하면 햇빛의 세례를 충분히 받는 게 좋다.

비타민 D는 골다공증과 체중감량은 물론 유방암이나 대장암, 난소암, 전립선암 등 일부 암 예방에도 도움이 된다. 방광암, 식도암, 신장암, 폐암, 췌장암, 직장암, 위암의 경우 햇빛을 자주 볼수록, 특히 UV-B 노출량이 많을수록 사망률이 감소한다는 연구결과도 있다. 모든 암환자에게서 비타민 D 부족이 나타나는 것을 보면 이 비타민이 암 예방에 있어 얼마나 중요한지 일광욕을 위한 시간을 따로 내기가 어렵다면 출퇴근길과 점심시간 식당 오가는 잠깐의 시간만이라도 햇볕을 받으며 걷도록 하자. 빠르게 걸으며 유산소운동도 겸할 수 있어 일석이조이다.

알 수 있다.

비타민 D는 숙면을 취하는 데도 중요하다. 삼성창원병원 연구팀은 지역 내 직장인들을 상대로 비타민 D와 수면의 상관관계를 조사하여, 비타민 D가 부족한 사람은 실제로 잠을 깊게 자지 못한다는 결과를 내놓은 적이 있다.

햇볕을 쬐어야 활성화되는 '행복'호르몬과 '수면'호르몬

'행복호르몬'인 세로토닌도, 수면을 좌우하는 멜라토닌도 낮 동안 햇볕을 쬐어야 제대로 생성이 된다. 뇌와 장을 긴밀하게 연결하는 세로토닌 호르몬이 충분하면 쾌적함과 편안함을 느끼는 한편 식욕도 억제되는 것으로 알려져 있다.

세로토닌은 혈압과 혈당, 지방대사는 물론 골다공증 위험을 낮추는 데에도 효과가 있다. 또한 밤에 분비되는 면역 호르몬 멜라토닌도 낮 동안 햇볕을 충분히 쬐어주어야 분비가 잘 된다.

비타민 D를 충분히 얻는 가장 좋은 방법은 야외에서 가벼운 운동을 하

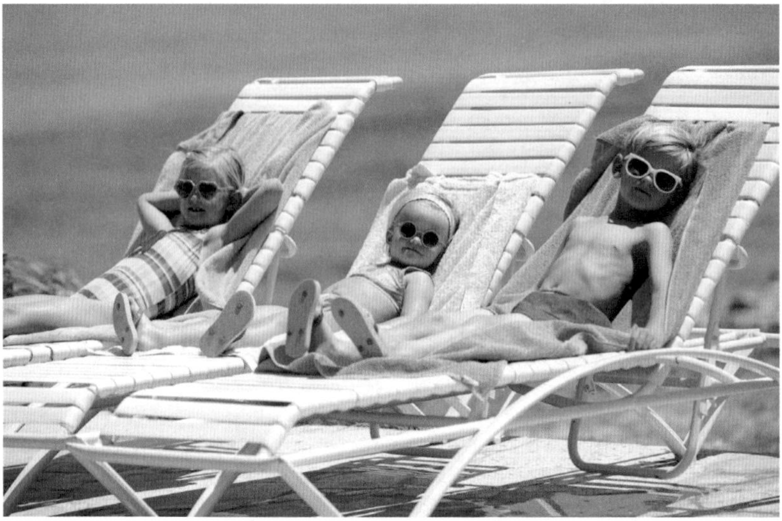

는 것이다. 바쁜 일과 속에서 일광욕을 위한 시간을 따로 내기가 어렵다면 출퇴근길과 점심시간에 식당 오가는 잠깐의 시간만이라도 햇볕을 받으며 걷도록 하자. 빠르게 걸으며 유산소운동도 겸할 수 있어 일석이조이다. 하루 30분 이상 강한 햇볕을 쬐면 비타민 D와 세로토닌, 멜라토닌이 합성되기에 충분하다.

5

자세 : 목과 척추를 바로 세워라

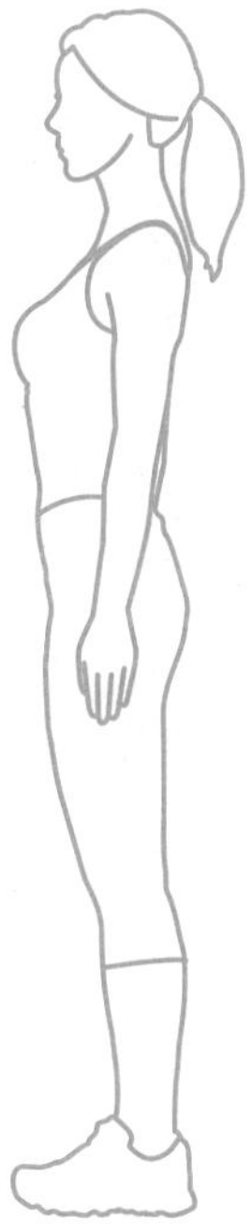

허리를 곧게 펴고 바르게 앉으라는 이야기는 누구나 어려서부터 들었을 것이다. 사실 바른 자세를 계속 유지하는 것은 힘이 든다. 구부정하게 있으면 근육에 힘을 안 줘도 되니 편하지만, 바른 자세를 유지하려면 등도 펴고 복부에는 힘을 주어야 한다. 그러니 자세를 잘 잡았다가도 잠시 긴장을 풀면 어느새 자세도 풀어지기 마련이다. 하지만 자세 불균형으로 인해 목이나 허리, 무릎의 통증을 경험한 이라면 바른 자세가 얼마나 중요한지 설명하지 않아도 잘 알 것이다.

디스크, 관절염은 굽은 허리로부터 시작

자세가 구부정해진다는 것은 척추가 굽는다는 것, 근육마저 약하다면 체중과 중력의 무게를 척추와 인대가 고스란히 감당해야 한다. 그런데 사람의 척추와 인대는 그런 상황에서도 10년 이상 버틸 수 있다. 그래서 자세가 나빠도 사실 당장은 불편함을 잘 못 느낀다. 오히려 자세를 곧게 하는 것이 더 힘들게 느껴지기도 한다.

문제는 이런 상태가 오래 지속되어 구부정한 자세가 굳어지면 나중에는 바로잡기도 쉽지 않다는 점이다. 또 척추의 휘어진 상태가 고정되면서 다양한 문제가 발생하게 된다. 우선 허리에 무리가 생겨 디스크 탈출증이나 협착증, 퇴행성관절염을 일으킬 수 있다. 몸통을 축으로 움직이는 팔, 다리에도 문제가 생겨 어깨나 무릎 통증을 유발하게 된다.

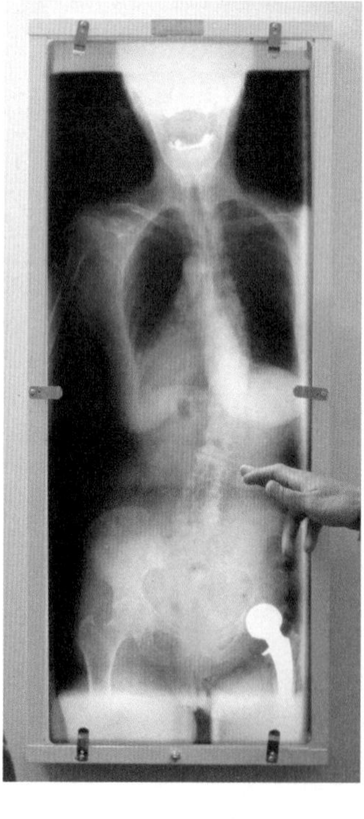

목이 일자로 굳어지는 거북목 증후군도 마찬가지다. 목은 뇌와 몸을 연결하는 통로이기 때문에, 목뼈가 굳어지면 뇌기능에도 영향을 미칠 수 있다. 머리로부터 목뼈와 척추를 따라 내려오며 전신으로 연결되는 복잡한 신경줄기가 도중에 휘어지거나 튀어나온 척추뼈 마디나 디스크 등에 눌리면 엉뚱한 곳에서

예상치 못한 기능장애가 발생되기도 한다. 혈액순환과 신진대사에도 문제가 생길 수 있고 이는 곧 면역력 저하로 이어진다.

구부정한 자세를 유지하면 몸이 앞쪽으로 구부러져 가슴과 배 부위에 있는 기관지와 심장, 위와 장도 압박을 받을 수 있다. 위와 장이 눌리면 만성적인 소화장애나 배변장애가 유발되는데, 이는 장내 노폐물과 독소를 증가시켜 결과적으로 장내에서 활동하는 림프구가 만성적인 과로를 피하기 어렵게 된다. 몸의 면역시스템에 만성적인 전력손실이 초래된다는 의미다.

자세가 바르면 혈액순환 잘되고 내장기관도 튼튼하다

자세를 바르게 하면 이 모든 증상들이 반전될 수 있다.

바른 자세의 첫 번째 포인트는 등을 곧게 세우고 허리를 펴는 것이다. 이렇게 하면 몸의 앞면도 저절로 펴진다. 척추를 타고 내려가는 신경과 혈관의 기능도 정상적으로 유지될 수 있다. 전신 건강을 위해 총체적으로 중요하다. 자율신경의 균형과 혈액순환을 위해서도 등과 허리를 곧게 펴는 것은 중요하다.

바른 자세를 위한 두 번째 포인트는 복부에 힘을 주는 것, 즉 코어근육을 키우는 것이다. 근육은 혼자서만 커지지 않는다. 근육을 키우면 주변의 혈관과 신경도 늘어난다. 혈관이 늘어나 혈액순환이 원활해지면 온몸 구석구석에 영양을 공급하고 노폐물을 수거하는 신진대사가 더욱 원활해진다. 코어근육을 키우기 위한 운동을 따로 하는 것도 중요하지만 어떤 자세에서든

바른 자세의 첫 번째 포인트는 등을 곧게 세우고 허리를 펴는 것이다. 이렇게 하면 몸의 앞면도 저절로 펴지고, 척추를 타고 내려가는 신경과 혈관의 기능도 정상적으로 유지될 수 있다.

아랫배에 힘을 주면 허리는 저절로 곧게 펴지게 되어있다.

복부에 힘을 준 채 허리를 펴면 모든 내장기관이 바로 자리를 잡는 셈이다. 운동을 할 때 바른 자세는 더욱 중요하다. 틀어진 자세로 운동을 하면 운동이 주는 장점보다 부상을 입을 위험이 더 크다.

아랫배에 힘을 준 채 어깨와 가슴을 펴고 앉아보면 누구나 느끼겠지만, 바른 자세를 취했을 때 드는 기분은 '당당함'과 '떳떳함'이다. 옛 성인 맹자는 건강의 비결을 묻는 제자들에게 '바른 생각과 호연지기' 두 가지로 요약해 말한 적이 있다. 정신적으로 떳떳하며 신체적으로 당당하고 활달한 기상, 즉 '호연지기'를 가진 사람은 어깨를 움츠리지 않으니, 당당한 자세가 건강에도 좋은 기본자세라는 것을 2천여 년 전의 현자들도 알고 있었음이 분명하다.

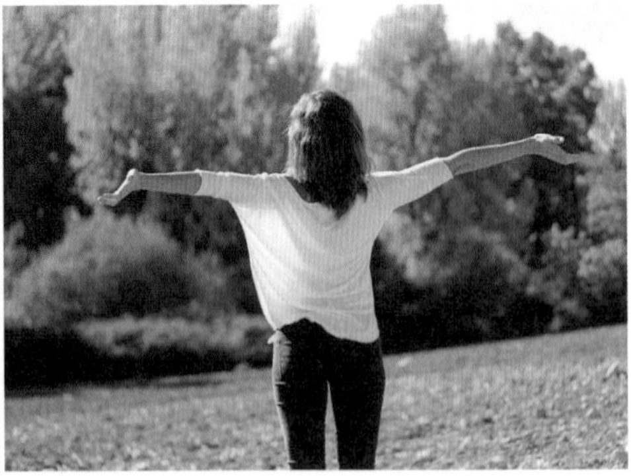

바른 자세란?

앉아있을 때

앉아있을 때 척추가 받는 하중은 서있을 때의 2배 이상이다. 따라서 앉아있는 자세가 잘못되면 여러 질병으로 이어질 위험이 더 크다. 의자에 앉을 때는 엉덩이를 의자 끝까지 보내고 등을 펴고 등받이에 기댄다. 두 무릎 사이는 너무 벌려도 안 좋지만 꼭 붙이고 앉는 것도 좋지 않다. 골반 너비 정도로 자연스럽게 벌어지도록 앉는다.

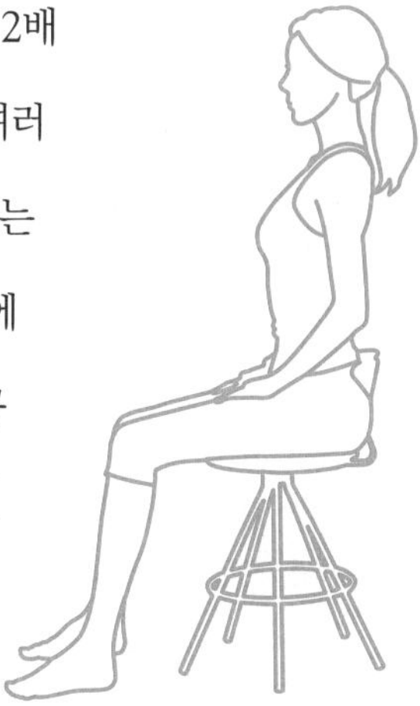

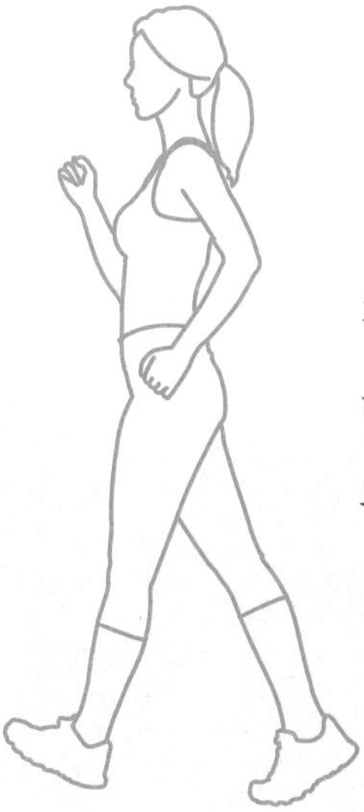

걸을 때

아랫배와 허벅지에 힘을 주고, 허리를 곧게 세우고 걷는다. 시선은 정면보다 약간 위로 둔다. 발을 디딜 때 발뒤꿈치가 먼저 땅에 닿아야 발목과 무릎이 받는 충격을 줄일 수 있다.

HOW

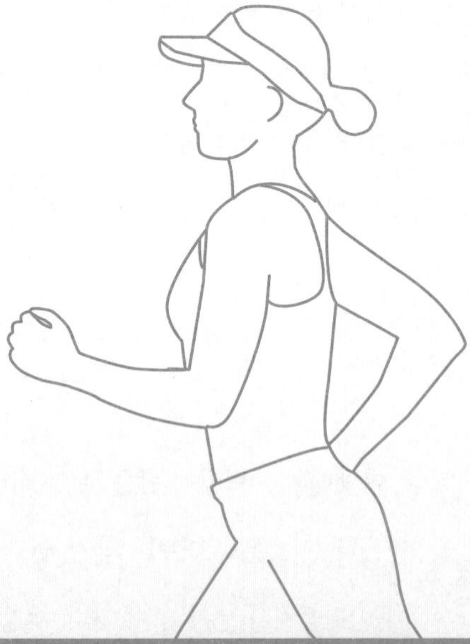

6장

쉬지 말고
운동하라

운동의 효과를 제대로 누리려면 꾸준해야 한다. 밀린 숙제하듯 몰아서 운동하는 것이 아니라 데일리 루틴daily routine, 즉 습관이 되어야 한다. 일주일이 다 가도록 잠깐 시간을 내 걷는 것조차 안 하다가 등산이 건강에 좋다며 갑자기 대여섯 시간씩 무리하게 산에 오르는 식으로 몰아서 하면 건강에 도움이 되기보다는 오히려 몸이 지칠 뿐이다. 이런 운동은 몸을 다치기도 쉽다.

너무 힘들어서 꾸준히 할 수 없는 강도 높은 '어쩌다 운동'보다는 매일 느슨하게 조금씩이라도 운동을 생활화하는 습관이 건강 측면에서는 훨씬 유익하다. 운동은 일주일에 적어도 3~5회 정도 해야 원하는 효과를 얻을 수 있다.

운동이 익숙해지면 효과가 반감되므로 운동량과 운동방법에 변화를 주는 것도 필요하다. 이상적인 것은 유산소운동과 근력운동을 병행하는 것이다. 지병이 있는 사람은 운동을 계획하기 앞서 주치의와 상담부터 하기를 권한다. 건강상태와 운동이 종류에 따라 도움이 될 수도, 오히려 해가 될 수도 있기 때문이다. 경우에 따라 운동부하 검사를 받게 될 수도 있다.

근력운동 : 규칙적·반복적 운동으로 근육량 늘린다

근육량 증가가 인체 건강에 미치는 영향

인체의 근육은 실처럼 가는 근섬유가 모인 다발로 이루어져 있다. 닭가슴살을 세로로 찢어보면 점점 잘게 쪼개지다 나중에는 실처럼 가늘어진다. 이것이 근섬유다.

무거운 것을 들어 올리는 등 강한 부하를 주면 근섬유에 상처가 생기고 시간이 지나면서 회복된다. 근섬유에 상처가 났다가 보수하는 과정이 반복되면 근섬유가 두꺼워지고 힘이 세진다. 근육량이 늘어나는 것이다. 그래서 근육을 키우는 근력운동은 주로 무거운 것을 들어 올리거나 체중을 싣는 등 근섬유를 자극하는 방식으로 구성된다.

근육량이 늘어나면 기초대사량이 증가하면서 체온이 올라간다. 또한 근

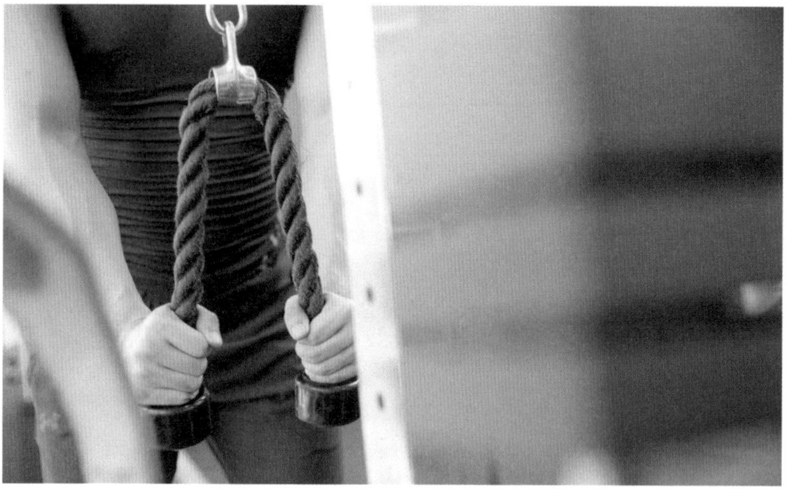

력운동을 하면 몽글몽글한 백색지방을 원료 삼아 에너지를 만들어내는 베이지색지방이 활성화된다. 근육 속에는 무수한 실핏줄이 들어있는데, 여기에는 많은 혈액이 담길 수 있다. 혈압이 일시적으로 상승할 때 이 실핏줄들이 그 압력을 흡수하는 완충 역할을 훌륭하게 해내기 때문에 근육을 가진 사람들은 고혈압이나 뇌졸중으로 쓰러질 위험이 크게 낮다.

군살이 찌면 지방세포에서 나오는 나쁜 물질(아디포카인)이 늘어나면서 온갖 질환, 특히 심혈관질환과 뇌혈관질환, 암 발생률이 높아진다. 하지만 근육량이 충분하면 가만히 앉아있기만 해도 지방이 잘 분해된다. 근육은 우리 몸에서 에너지를 가장 많이 쓰는 조직이기 때문이다. 유산소운동으로는 반복해서 사용하는 근섬유만 유지될 뿐, 근육량이 증가하지는 않는다. 그러므로 근육을 키우고 유지하려면 반드시 근력운동을 해야 한다.

근육량과 군살이 인체에 미치는 영향

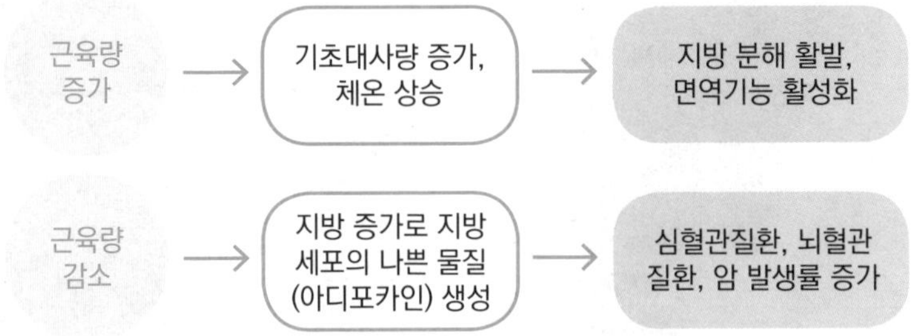

근육량은 안 쓸수록 줄어든다

근육은 안 쓰면 줄어든다. 그리고 나이가 들수록 시나브로 사라져간다. 보통 20대 남성은 체중의 40%, 여성은 체중의 35%가 근육으로 구성되어 있다. 대략 25~30세를 넘어서면 근육이 서서히 줄어들기 시작한다. 70대가 되면 남성조차 근육량이 체중의 30% 아래로 떨어진다. 실제로 성인의 80% 이상은 60대 이후 심각한 근육 감소를 겪는다.

근력운동을 꾸준히 하는 것이 쉽지는 않지만 일단 근육량이 늘기 시작하면 컨디션이 좋아지는 것을 확연하게 느끼게 될 것이다. 보통은 근력운동을 시작한 지 1~2주가 지나면 체력이 두드러지게 좋아졌다고 느낀다. 근육량이 늘어나기에는 짧은 시간이지만, 근육 주변의 혈액순환이 활발해지고 근육을 제어하기 위해 신경계의 기능도 깨어나기 때문이다.

근력운동의 핵심은 힘들다고 느낄 때 한 번 더 하는 데에 있다. 운동 강습을 받다 보면 강사가 악랄하다고 느껴질 때가 있다. 더는 못하겠는데 굳

25~30세를 넘어서면 근육이 서서히 줄어들기 시작한다. 성인의 80% 이상은 60대 이후 심각한 근육 감소를 겪는다. 70대가 되면 남성조차 근육량이 체중의 30% 아래로 떨어진다.

이 '한 번 더'를 강요할 때, '한 번만'이라고 해놓고는 그걸 서너 번 반복할 때가 그렇다. 그런데 강사의 태도에는 바로 근력운동의 핵심이 담겨 있다. 힘들다고 느낄 때 한 번 더 해야 근섬유에 상처가 나고 보수하는 과정이 진행된다. 운동 강도가 너무 낮으면 운동효과는 있을지 몰라도 근육량은 전혀 늘어나지 않는다. 근육을 키우려면 최대 근력(한 번에 들 수 있는 최대 무게)의 65~80% 부하로 8~12회씩 반복해서 3세트 실시하는 것이 기본이다.

근육운동 할 때의 바른 자세와 호흡법

근력운동을 처음 시작할 때는 운동전문가에게 배우는 것이 낫다. 그래야 자신에게 맞는 운동법을 배울 수 있고, 근육을 정확하게 단련시키면서도 부상을 피할 수 있다. 자신의 체형이나 근력에 맞는 운동법을 배워야 부상은 줄이고 운동효과는 최대로 거둘 수 있다.

호흡을 위해서도 운동법을 제대로 배우는 것이 중요하다. 힘을 주느라 숨을 참으면 피로물질인 젖산이 근육에 쌓이면서 운동 후 근육통이 생기기 쉽다. 숨을 제대로 쉬지 못할 만큼 힘이 든다면 쉬었다 하더라도, 호흡을 정

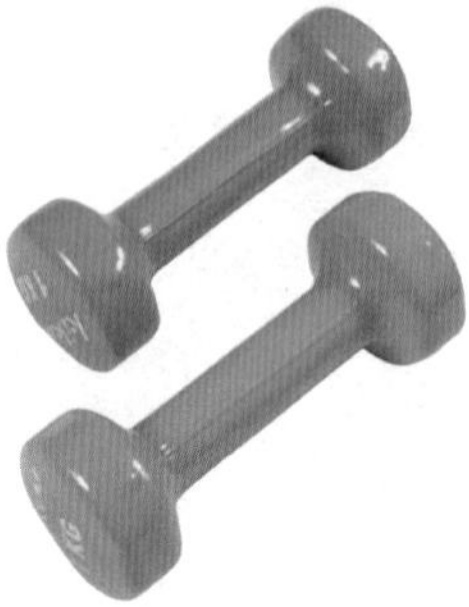

확하게 하는 것이 매우 중요하다.

운동법을 배웠다면 자세를 정확하게 잡는 것도 중요하다. 무게를 늘리느라 자세가 흐트러지면 운동효과는커녕 부상 위험만 높아진다. 운동을 시작했다면 힘들어도 정해진 횟수를 다 해야 하고, 규칙적으로 반복해야 근력을 키울 수 있다. 운동을 하러 갈 형편이 안 된다면 플랭크나 팔굽혀펴기, 스쿼트(허벅지운동)를 꾸준히 하기를 권한다. 엎드린 상태에서 팔꿈치나 손바닥으로 체중을 지탱하는 플랭크나 팔굽혀펴기는 코어를 비롯한 전신 근육을 단련하기에 좋은 운동이다. 특히 스쿼트는 우리 몸에서 가장 큰 근육인 허벅지를 단련하기에 좋다. 근력운동은 적어도 일주일에 2번 이상은 해야 한다. 이때 연달아서 하는 것보다 격일로 하는 것이 더 효과적이다. 근육은 쉴 때 만들어진다는 점을 기억하자. 근력운동을 매일 하는 사람이라면 하루는 상체, 하루는 하체에 집중하는 식으로 나눠서 하는 것이 효과적이다.

2

유산소운동 : 지방 분해와 성인병 예방에 큰 효과

지방 분해와 성인병 예방에 큰 효과

유산소운동의 목표는 호흡의 수와 심장박동수를 끌어올려 몸이 산소를 최대한 활용하도록 만드는 것이다. 근력운동을 할 때는 에너지원으로 탄수화물을 사용하는 반면 유산소운동은 지방과 탄수화물을 고루 사용한다.

처음에는 탄수화물을 사용하다 운동 시작 20분을 전후해 지방이 연소되기 시작한다. 그러므로 유산소운동은 30분 이상을 해야 체지방을 줄이는 데 도움이 된다. 나쁜 콜레스테롤(LDL)은 낮추고 좋은 콜레스테롤(HDL)은 높아지면서 혈액순환도 좋아지고 심폐기능도 강화된다. 또한 기억력과 인지력 향상에도 도움이 된다.

유산소운동은 숨이 턱에 찰 정도로 강도 높게 할 필요가 없다. 맥박수가 1분에 120을 넘을 정도로 벅차게 운동하면 '무산소운동'으로 바뀔 수 있기 때문이다. 유산소운동은 땀이 가볍게 날 정도면 충분하다.

이동시간을 활용해 생활 속 운동으로

건강에 좋은 운동이라고 해서 한꺼번에 무리할 정도로 하는 것은 피해야 한다. 근력운동은 힘들 때 한 번 더 하라고 했지만, 유산소운동은 숨이 턱에 찰 정도로 강도 높게 할 필요가 없다. 맥박수가 1분에 120을 넘을 정도로 벅차게 운동하면 유산소가 아닌 '무산소 운동'으로 바뀔 수 있기 때문이다. 유산소운동은 땀이 가볍게 날 정도면 충분하다.

30분 이상 길게 운동하려면 몸이 받는 충격을 최소화하면서 일정 수준의 운동 강도를 유지해야 한다. 대개 걷기나 조깅, 에어로빅, 트레킹이나 자전거타기처럼 순간 강도가 크게 높아지지 않는 운동들이 여기에 해당한다. 격투기나 축구 농구 테니스처럼 격렬한 움직임이 많은 운동보다는 상·하체를 리드미컬하게 움직이며 길게 지속할 수 있는 운동이 알맞다. 운동 강도는 맥박이 최대 심박수(220-본인 나이)의 50~80% 수준을 유지할 정도가 적당하다.

유산소운동은 작정하고 별도의 시간을 내어 할 수도 있지만 일상생활 속에서도 충분히 할 수 있다.

점심식사를 하러 식당을 오갈 때 필자가 하는 것처럼 10분간 빠르게 걷다가 2분간 천천히 걷는 식으로 이동시간을 활용하는 것만으로도 효과를 볼 수 있다. 계속 빠른 걸음으로 걷는 것보다는 이렇게 속보와 완보를 배합하여 걷는 것이 체지방을 줄이는데 더 효과적이다. 걸을 때 팔을 앞뒤로 움직이면 심장박동수도 늘어나고 열량 소비도 5~10% 증가한다. 계단이나 비탈을 오를 때는 열량 소모량이 거의 두 배에 달한다. 다만 콘크리트 계단은 러닝머신이나 산비탈과 달리 관절에 부담을 줄 수 있으니 주의해야 한다.

유산소운동 종류별 장단점

	조깅, 걷기, 달리기	수영 (자유형, 배영)	실내자전거 타기	계단 오르내리기
장점	지방 감소, 심혈관질환 예방	스트레칭 효과, 유연성 향상, 균형감각 유지, 집중력 향상	심혈관 건강 향상	심작박동수 증가
단점	다리·발목에 충격, 유연성에는 도움 안 됨	운동 강도 약함, 지방 연소 효과 낮음	유연성에는 도움 안 됨, 일정한 속도 유지 (=일정한 에너지 소모량 유지) 어려움	관절 부담
추천	복부비만, 대사증후군	근육이나 관절이 약한 사람 부상 때문에 운동할 수 없는 사람	나이 든 사람 미세먼지에 약하거나 호흡기질환 있는 사람	젊고 건강한 비만 환자

3

스트레칭 : 아침저녁 5분 이상 몸을 풀어라

스트레칭을 운동 전후에 몸 푸는 동작 정도로만 생각하기 쉬운데, 사실 스트레칭만 제대로 해도 상당한 운동효과가 있다. 게다가 스트레칭은 시간과 장소에 크게 구애받지 않고 할 수 있다는 장점이 있다. 몸을 쭉 펴고 늘리는 동안 움츠러들었던 근육이 최적의 길이로 조율되면서 근육 만들기에도 도움이 된다.

스트레칭은 등과 허리를 바로 세우는 바른 자세를 잡는 데도 도움이 된다. 스트레칭을 하면 유연성도 좋아진다. 나이 들수록 몸이 점점 굳어서 움직일 수 있는 범위가 줄어드는데, 스트레칭을 꾸준히 하면 유연성이 좋아져서 낙상사고와 같은 갑작스러운 사고를 예방하는 데 도움이 된다.

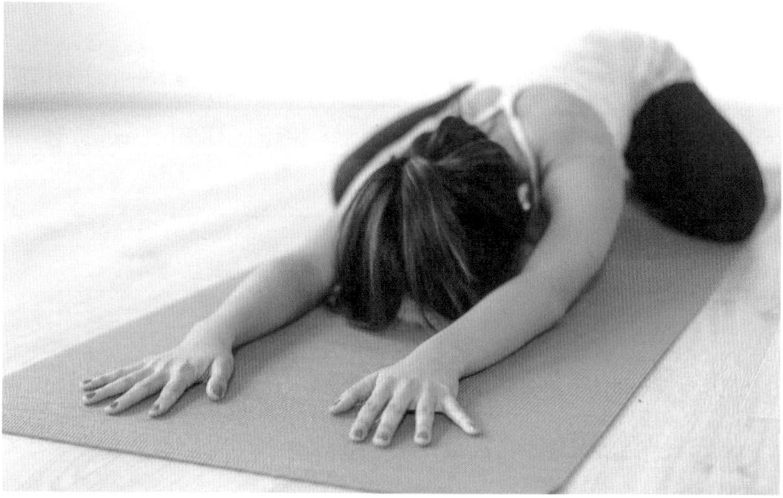

아침에 눈 뜨자마자, 밤에 잠자리에 들기 전

어떤 종류의 운동이든 몸 운동을 할 때는 시작 전 스트레칭이 필수다. 전문적인 운동선수들은 본격 운동에 들어가기 전 최소 30분은 워밍업을 겸한 스트레칭을 한다고 한다. 갑자기 몸을 움직이면 근육이나 관절에 무리를 줄 수 있는 반면, 충분한 스트레칭을 하면 몸의 긴장을 풀고 근육을 준비시켜 부상 위험을 줄이고 운동효과를 더 높일 수 있기 때문이다. 운동을 마친 후의 스트레칭은 근육통과 운동으로 인한 피로를 줄이는 데 도움이 된다.

사실 스트레칭은 아침에 눈을 뜨자마자 시작하는 것이 가장 좋다. 밤새 누워 있다가 갑자기 벌떡 일어나 움직이는 식의 기상은 몸에 무리가 갈 수 있다. 일어나 활동을 시작하기 전 5~10분 정도 스트레칭을 먼저 하면 근육과 관절에 가는 부담을 예방할 수 있다. 자동차 같은 중기계든 컴퓨터 같은 스트레칭은 아침에 눈을 뜨자마자 시작하는 것이 가장 좋다. 밤새 누워 있다가 갑자기 벌떡 일어나 움직이는 식의 기상은 몸에 무리가 될 수 있다. 활동을 시작하기 전 5~10분 정도 스트레칭을 먼저 하면 근육과 관절에 가는 부담을 예방할 수 있다.

섬세한 기계든, 기계를 오래 꺼두었다가 시동했을 때는 운전에 앞서 단 몇 분이라도 워밍업을 먼저 하는 것이 좋다고 한다. 워밍업을 필수적인 것으로 습관들이면 기계에 무리가 가지 않고 작동도 훨씬 부드러워져 고장이 줄어들고 수명도 훨씬 늘어난다. 사람의 몸도 기계와 같아서 같은 원리가 작용한다고 보면 크게 틀리지 않다. 하루 일과를 끝내고 잠들기 전의 가벼운 스트레칭은 긴장 해소와 함께 혈액순환을 돕고 몸을 이완시켜 깊고 편안하게 잠들 수 있도록 도와준다.

스트레칭은 절대 무리하게 해서는 안 된다. 욕심내지 말고 할 수 있는 만큼만 몸을 펴거나 늘려준다. 근육을 너무 지나치게 늘리면 오히려 다칠 수 있다. 특히 골다공증이 있거나 의심되거나 나이가 많은 척추질환자, 80세 이상 남자와 65세 이상 여자는 관절과 근육에 무리가 가지 않도록 꽤나 세심하게 주의해야 한다. 지나치게 당기는 느낌이 드는 것은 곤란하다.

스트레칭을 꾸준히 하다 보면 유연성이 키워지면서 근육도 늘어나는데, 몸이 유연해지기까지는 시간이 필요하다. 서둘러 욕심을 낼 필요가 없다. 골절로 석고붕대(깁스)를 했다면 2~3달이 지난 후부터 스트레칭을 시도하는 것이 안전하다.

전신의 유연성 위해 다양한 동작을 섞어 꾸준히 한다

스트레칭 할 때는 한 동작마다 10~30초 정도 충분히 머물도록 한다. 이때 근육이 약간 당긴다고 느껴지는 정도가 좋다. 절대 아플 때까지 당겨서는 안 된다. 동작을 바꿀 때 숨을 들이쉬고 근육을 늘릴 때는 숨을 내쉬는 것이 요령이다. 또 한 가지, 스트레칭 할 때는 절대 반동을 주면 안 된다. 몸을 튕기면 더 많이 늘어날 것 같지만, 자칫하면 오히려 근육이나 관절의 인대를 다칠 수도 있다.

스트레칭은 목 돌리기와 같은 간단한 동작에서 시작해 자신에게 맞는 동작으로 옮겨가는데, 필요한 부분만 늘리기보다는 몸 전체의 유연성을 고려해 다양한 동작을 섞어서 꾸준히 하는 것이 좋다. 스트레칭 운동은 적어도 일주일에 3번 이상 하는 것이 좋다. 가능하면 아침에 일어난 후, 그리고 잠들기 전 스트레칭 운동을 하는 습관을 들이면서 조금씩 늘려나가면 좋을 것이다. 스트레칭을 한 다음 날 몸이 뻐근하거나 아팠다면 무리했거나 잘못한 것이다.

4

발 펌프운동: 혈액 끌어올려 심장을 튼튼하게 한다

종아리에서 심장으로

발바닥과 종아리를 '제2의 심장'이라고 부른다. 심장이 근육을 쥐어짜는 박동으로 전신에 산소와 영양이 가득한 동맥혈을 보내준다면 발끝까지 내려간 혈액을 심장으로 다시 돌려보내는 데는 발바닥과 종아리 근육이 상당한 역할을 하기 때문이다.

손끝 발끝에 도달한 혈액은 산소를 내놓는 대신 노폐물을 받아 안고 정맥혈관을 따라 심장으로 돌아가야 한다. 피가 발끝까지 뻗은 하지정맥에서 출발해 심장으로 돌아가려면 중력을 거슬러야 하는데, 심장에서 출발할 때 펌프작용의 압력만으로는 한계가 있다. 이때 혈액이 심장까지 올라갈 수 있도록 도움을 주는 것이 바로 종아리근육의 역할이다.

사람이 걸을 때는 발바닥에 규칙적인 압력이 가해지고, 동시에 종아리의 여러 근육들은 힘줄의 움직임에 따라 규칙적인 수축과 이완을 반복하게 되는데, 이것이 근육 속의 핏줄을 조이거나 풀면서 펌프작용이 일어나 정맥혈을 상체 쪽으로 밀어 올리게 된다. 이 펌프작용은 전신의 혈액순환을 기본적으로 책임지고 있는 심장의 부담을 크게 덜어주어 결과적으로 심장기능에 큰 도움이 된다.

서있을 땐 뒤꿈치, 앉았을 땐 앞꿈치를 들었다 내렸다 반복

운동을 잘 하지 않고 오래 앉아있기만 해서 핏줄이 일상적으로 눌리게 되거나 노화로 인해 하지혈관이 늘어나면 신체의 말단부에서는 혈액순환이 잘 안 되어 다리가 많이 붓는 현상이 생길 수 있다. 여성의 경우에는 여성호르몬과 생리의 영향으로 종종 발과 종아리가 붓기도 한다. 아침에는 쑥 들어갔던 신발이 저녁 무렵에는 좀처럼 들어가지 않을 정도로 심하게 붓는 경우도 적지 않다.

이런 사람은 대개 손발이 차고 쥐도 잘 난다. 자리에 앉았다 일어날 때 머리가 핑 돌며 어지럼증을 느끼게 되는 기립성 저혈압도 생긴다. 혈액순환이 잘 안 되는 것이 주원인인데, 이때는 부수적으로 신진대사도 원활치 않고 면역력도 떨어지게 된다.

이럴 때 발과 종아리근육의 펌프작용에 초점을 맞춰 간단하게 할 수 있는 운동이 바로 '발 펌프운동'이다. 시계 초침에 맞춰 '하나 둘, 하나 둘' 리드

발 펌프운동만 해도 하지의 순환이 좋아져 수족냉증이 사라지고 쥐가 잘 안 나게 된다. 종아리근육을 강화하는 효과도 기대할 수 있다. 특히 좁은 공간에서 오래 앉아있을 때 생길 수 있는 심부혈전의 발생을 줄이는 데도 큰 도움이 된다.

미컬하게 종아리를 긴장시켰다 푸는 동작을 반복하는 것이 요령이다. 서있는 자세에서는 양쪽 뒤꿈치를 동시에 들었다 내렸다 반복하고, 앉은 자세에서는 반대로 발의 앞꿈치를 동시에 들었다 내리기를 반복하면 된다.

발 펌프운동은 시간이나 장소에 크게 구애받지 않고, 하고 싶을 때는 얼마든지 횟수 제한 없이 할 수 있다. 간단한 동작이지만 혈액순환을 돕는 효과는 탁월하다. 이것만 해도 하지의 순환이 좋아져 수족냉증이 사라지고 쥐가 잘 안 나게 된다. 나이가 들면서 양이 줄어드는 종아리근육을 강화하는 효과도 기대할 수 있다. 특히 자동차나 비행기 좌석과 같이 좁은 공간에서 고정된 자세를 유지해야 할 때 생길 수 있는 심부혈전의 발생을 줄이는 데도 큰 도움이 된다.

발 펌프운동을 지속하면 종아리근육도 동시에 단련되어, 걸음에 중심을 잡고 더 빨리 더 오래 걸을 수 있는 능력도 길러진다. 탄탄한 종아리근육이 발목을 잘 잡아주면 넘어질 가능성이 낮아진다.

평소 무릎이 아픈 사람은 발 펌프운동을 더욱 열심히 하는 것이 좋다. 무릎 관절이나 근육, 연골에 이상이 생겨 무릎 통증이 있는 경우에는 허벅지 앞쪽 큰 근육인 대퇴사두근도 약화된다. 자연히 걸음도 조금씩 이상해지고 계단을 오르내릴 때면 엉거주춤 자세까지 이상해진다. 그럴 때 뒤꿈치를 살짝 들면서 앞꿈치를 먼저 내딛으며 계단을 내려오면 통증을 한결 줄일 수 있다. 이때 뒤꿈치를 들어 올리는 힘도 종아리근육에서 나온다.

발펌프 운동

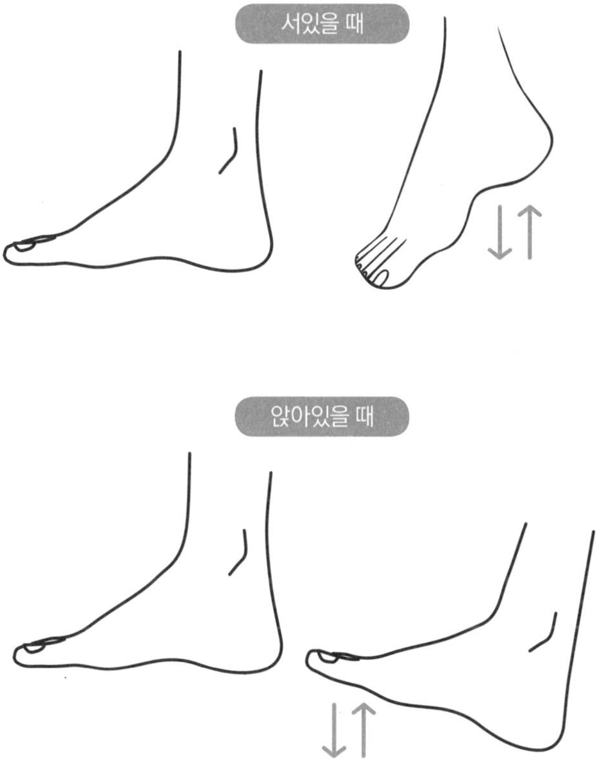

5

림프관 마사지 : 마사지로 림프의 순환을 좋게 한다

유방암환자의 경우 절제수술을 하며 겨드랑이 림프절도 함께 제거하는 경우가 있다. 그런 경우 수술한 쪽 팔이 아주 많이 붓곤 한다. 림프절을 제거한 탓에 손에서 올라가는 림프액이 갈 길이 막혀 붓게 되는 것이다.

혈액순환만큼 림프의 순환도 중요하다

우리 몸에는 혈관과 별개로 림프액만 흘러다니는 별도의 순환조직이 전신에 퍼져 있다. 림프샘에서 생성된 림프구들의 전용 통로인 림프관이다. 면역세포의 한 축을 이루는 림프구는 백혈구와 함께 혈관을 이용하기도 하지만 대개는 림프관을 타고 다니며 면역작용을 한다. 때문에 면역기능을 높이기 위해서는 혈액순환만큼이나 림프의 순환도 중요하게 관심을 가져야 한다.

몸이 붓는 부종은 혈액순환의 문제로 생기는 경우와 림프순환의 문제로 생기는 경우가 따로 있는데, 혈액순환의 문제로 생기는 부종과 림프순환이 잘 안 되어서 생기는 부종은 다르다. 얼굴이나 손발이 자주 붓는다면 림프순환 문제일 수 있다. 증상도 다르게 나타난다. 림프 부종은 일반 부종과 달리 손으로 눌러도 살이 꺼지지 않고 탱탱한 탄력이 느껴지곤 한다. 이런 경우는 림프 마사지를 하는 것이 큰 도움이 된다.

림프 마사지는 목과 얼굴, 손목, 팔목 등을 중심으로 피부의 표면을 문질러 마사지하는 방법이다. 피부 아래 혈관처럼 뻗어있는 림프관 속의 림프액이 잘 흐를 수 있게 한다는 목적을 의식하면서 시행하는 것이 요령이다.

림프관 마사지법

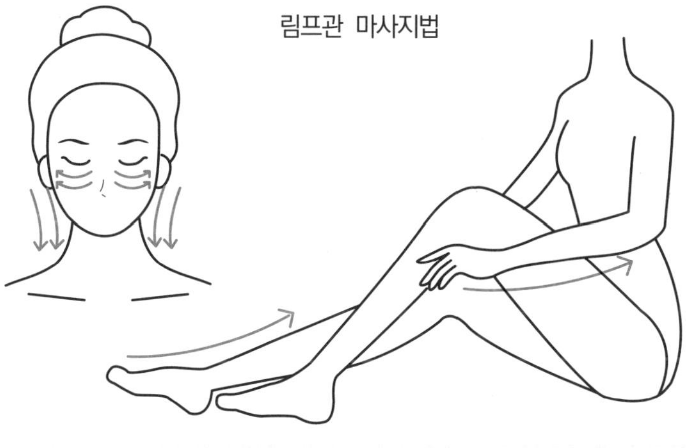

얼굴 : 양손을 피부에 대고 코에서 귀 쪽으로, 귀에서 목 쪽으로 가볍게 밀어낸다. 림프액은 피부 바로 아래에서 순환하므로 가볍게 하는 것이 중요하다. 세게 누르거나 문지를 필요가 없으니 주의하자.
손과 발 : 손끝과 발끝에서 각각 심장 방향으로 살살 문지르듯 마사지한다. 한 번에 30~50번씩, 손과 발의 앞뒤로 하루 3번꼴로 매일 해주면 좋다.

6

장운동 : 장이 튼튼해야 노폐물이 쌓이지 않는다

식이섬유를 먹고 나서 오히려 변비가 생겼다고 호소하는 경우가 종종 있다. 식이섬유는 대장에서 대변의 크기를 키워 배변이 잘되도록 도와주는데, 식이섬유만 많이 먹고 물을 충분히 마시지 않으면 식이섬유가 오히려 단단하게 뭉쳐져 장운동을 방해한다.

장운동이 원활하지 못하면 뱃속의 노폐물, 즉 대변이 잘 빠져나가지 못하고 대장 안에 머무는 시간이 길어진다. 그 시간이 길어질수록 독소가 몸으로 흡수되는 시간도 늘어난다. 결과적으로 피부도 나빠지고 여러 질병을 일으키며 한편 장의 내벽에 붙어 장세포를 변형시킴으로써 심하면 대장암까지 발생될 수 있다.

서양의학의 선구자인 히포크라테스도 장 건강의 중요성을 강조한 것을 보면 장이 전신 건강에 미치는 영향은 예로부터 크게 인식되어왔다. 면역세포의 70~80%가 모여 있는 장은 면역력의 핵심부라 할 수 있다. '장 건강=면역력 강화·유지=전신 건강'이라는 등식이 가능하다.

장이 건강해지려면 장내에서 유익균은 많고, 유해균은 적은 환경이 유지되어야 한다. 한 마디로 충분한 장 유익균의 보충이 필수적이다. 동시에 유익균의 먹이가 되는 프리바이오틱스도 빠뜨리지 말아야 한다. 치커리처럼 식이섬유가 많은 음식은 유익균의 먹이인 프리바이오틱스가 아주 풍부하다. 건강한 장을 만들고 싶다면 유익균과 유익균의 먹이를 섭취하되 물도 충분히 마시는 습관을 가져야 한다.

이와 함께 장의 연동운동을 돕기 위한 장운동을 알아두는 것도 꽤 도움이 된다. 근육운동이나 유산소운동 같은 일상적인 운동을 할 때 복부에 가해지는 물리적인 자극들도 장운동에 도움이 될 수 있음을 유의하자.

장운동법

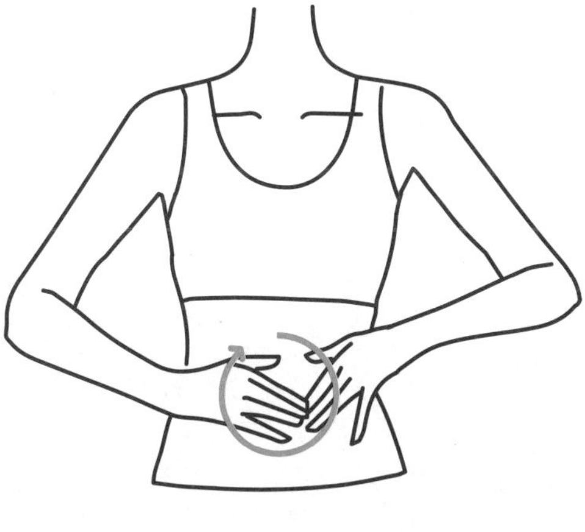

• 손으로 배를 꾹꾹 누르면서 시계 방향으로 원을 그린다. 잠들기 전이나 아침에 일어나서, 샤워하면서 하면 훨씬 수월하게 할 수 있다.

• 유산소운동도 장운동에 도움이 된다. 특히 몸을 좌우로 돌리는 골프 스윙 같은 운동이 좋다.

H O W

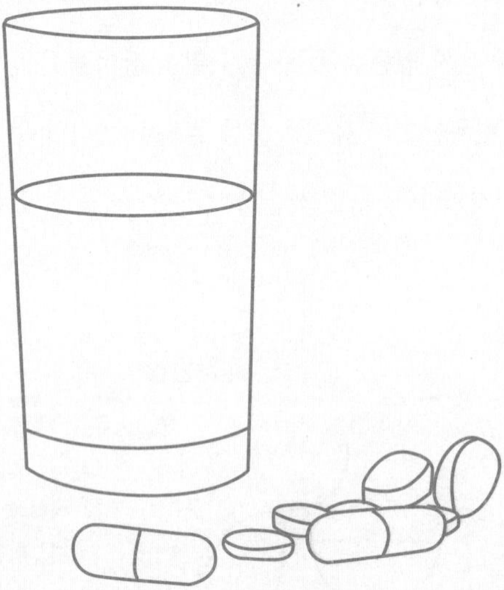

7장

보이지 않는 면역 지킴이 필수 미량원소

건강해지려면 무엇을 어떻게 먹어야 하느냐는 질문을 자주 받는다. 가장 좋은 것은 필요한 영양분이 들어있는 식품을 일상의 식사를 통해 자연스럽게 섭취하는 것이다. 말은 쉽지만 현대인의 생활패턴에서는 매 끼니를 따로 준비해서 챙겨 먹기가 현실적으로는 어려운 일이다. 이런 상황에서 건강보조식품은 대안이 될 수 있다.

그러나 사람마다 타고난 체질부터 환경, 생활습관까지 다양한 차이가 있기 때문에 '누구에게 좋았으니 누구에게나 좋을 것이다'는 식의 일반화는 과학적으로 타당하지가 않다. 누군가에게 '기적적으로' 도움이 된 성분이라도 다른 누군가에게는 오히려 독이 될 수도 있다.

그러므로 이 장에서는 꼭 먹어야 하는 것, 꼭 필요한 것만 짚으려고 한다. 한국인의 식단과 생활에서 부족하기 쉬운 영양 성분, 그리고 식품만으로는 충분히 섭취하기 어려운 성분을 중심으로 소개하되, 일반적으로 문제를 일으키지 않는, 적정섭취량과 안전한 복용법까지 설명해보겠다.

1

단백질 : 근육, 피부, 호르몬 생성에 필수 영양소

한국인의 30.9%는 단백질 섭취가 부족한 상태다. 30대 성인 남성이라면 최소한 하루 60g의 단백질을 섭취해야 하는데, 세 명 중 한 명은 45g도 섭취하지 못하고 있는 셈이다.

단백질 섭취가 부족하면, 특히 운동을 하면서 단백질이 부족하면 근육량이 늘어나는 게 아니라 오히려 줄어든다. 근력운동을 열심히 하는 사람들이 닭가슴살이나 삶은 달걀 중심의 식사를 하고 단백질 파우더까지 따로 챙겨 먹는 이유도 바로 이 때문이다.

신진대사에 꼭 필요한 3대 영양소 중 하나

단백질은 근육을 만드는 일 외에도 인체의 정상적인 대사활동을 위해 꼭 있어야 하는 필수 영양소다. 탄수화물 지방과 함께 '3대 영양소'라고 불리며 인체에서 중요한 역할을 한다.

주식인 밥이나 면, 빵의 탄수화물은 1차 에너지원인 반면, 지방은 에너지 저장소다. 단백질은 근육을 구성할 뿐 아니라 뇌와 혈관, 피부 나아가 호르몬을 만드는 데도 필요하다.

단백질의 영어 명칭 프로틴protein은 '중요한 것'을 뜻하는 그리스어 '프로테이오스proteios'에서 유래되었다. 실제로 단백질은 우리 몸을 구성하는 2,200여 종의 효소를 활성화시키는 촉매 역할을 하고 있다. 특히 면역 과정에서 직접적인 역할을 하는 중요한 효소의 원료가 바로 단백질이다. 외부에서 바이러스가 우리 몸에 들어왔을 때 가장 먼저 출동해 그것을 제거하는 것은 NK세포다. NK세포는 바이러스 껍질에 구멍을 뚫고 그 틈으로 바

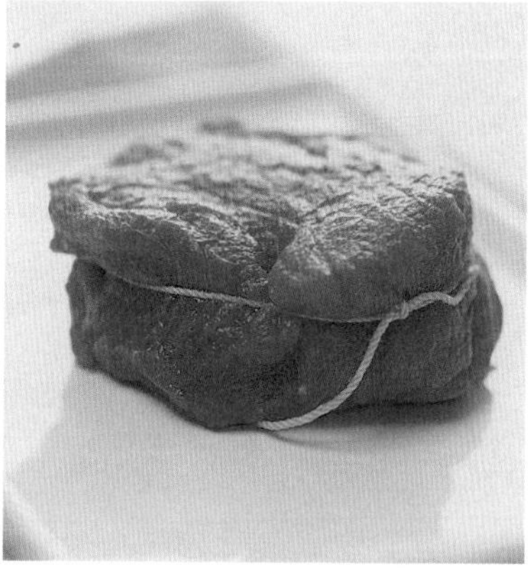

쇠고기에는 백혈구 생성을 촉진하고 항체를 만드는 단백질 성분이 많고, 생선의 단백질에는 콜라겐을 생성하는 물질이 많다. 피부의 탄력층인 진피층의 콜라겐도 주요 물질이 바로 단백질이다.

이러스를 녹이는 성분을 투입해 바이러스를 없앤다. 바이러스에 구멍을 뚫는 효소인 퍼포린과 바이러스의 중심을 녹이는 효소 그랜자임이 모두 단백질에서 만들어진다.

단백질은 에너지 생산에도 필수적이며 각종 호르몬의 원료이기도 하다. 뿐만 아니라 혈액에서 영양분과 산소를 운반하는 적혈구의 혈색소 성분도 단백질이다.

육류와 같은 단백질 식품을 섭취하면 위와 장에서 소화과정을 거쳐 단백질의 최소 단위인 아미노산으로 분해된다. 이것이 혈액을 타고 여러 장기

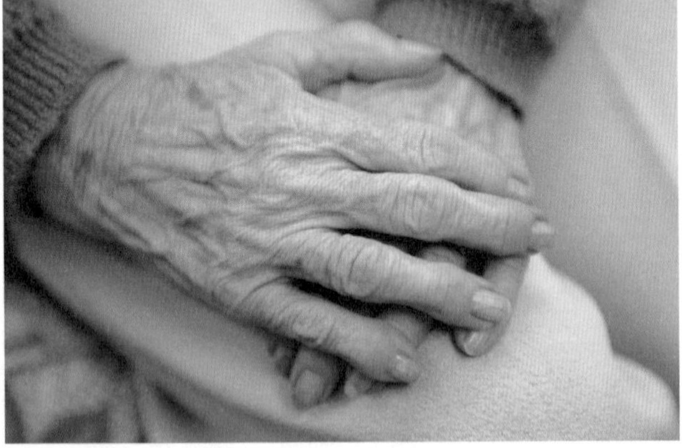

로 이동한 후 필요한 성분의 단백질로 재조합된다. 재결합된 아미노산으로는 피부와 혈관벽의 탄력을 좌우하는 콜라겐이 대표적이다. 콜라겐은 피부, 혈관벽뿐 아니라 연골과 같은 결합조직 그리고 뼈에도 필요한데, 나이가 들수록 체내에서 합성되는 양이 줄어드는 데다 자외선에도 쉽게 파괴된다.

동물성이 좋을까, 식물성이 좋을까

이토록 중요한 단백질은 어떻게 섭취하는 게 효과적일까? '동물성 단백질이 좋다', '식물성 단백질이 좋다' 의견이 분분한데, 정답은 둘 다 필요하다는 것이다. 동물성 단백질에는 체내 합성이 안 되는 필수아미노산이 많이 들어있으나 일부 필수아미노산은 동물성식품에는 들어있지 않아 식물성 단백질의 보충이 필요하기 때문이다.

필수아미노산은 9가지 종류(트립토판, 라이신, 메티오닌, 발린, 류신, 이소류신, 트레오닌, 페닐알라닌, 히스티딘)가 있는데, 히스티딘을 제외한 나머지는 체내에서 합성되지 않아 반드시 식품으로 섭취해야 한다. 필수아미노산 외에도 20가지의 아미노산들이 결합되어 조직마다 필요한 단백질을 만들며 우리 몸을 구성한다. 그러므로 아미노산 섭취가 충분하지 않으면, 특히 필수아미노산

단백질이 풍부한 식품

달걀, 우유(유청 단백질), 생선류(피시 단백질), 육류

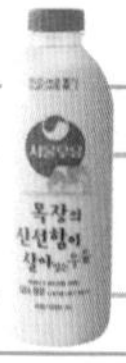

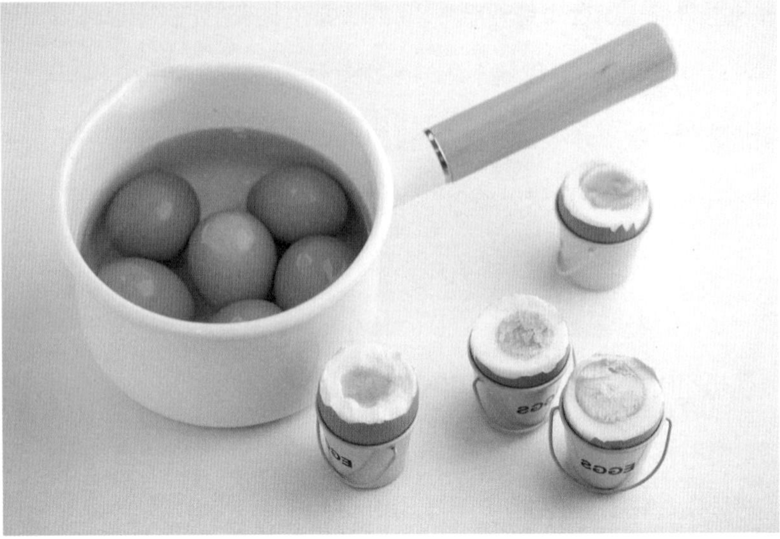

이 부족하면 우리 몸에서 필요한 단백질 합성이 제대로 되지 않는다.

쇠고기에는 백혈구 생성을 촉진하고 항체를 만들어주는 단백질 성분이 많고, 생선의 단백질에는 콜라겐을 생성하는 물질이 많다. 탄력적인 피부는 진피가 두꺼운 피부인데 진피층 콜라겐의 주요 물질이 바로 단백질이다. 따라서 콩과 귀리, 아몬드 등 식물성 단백질이 풍부한 식품과 함께 생선과 달걀, 육류로 필요한 단백질을 고루 섭취할 수 있어야 한다.

근육의 단백질은 지방과 달리 우리 몸에서 쌓이지 않고 매일 소모되므로 조금씩 매일 섭취해야 한다. 50세까지는 체중 1kg당 0.9g을 매일 섭취해야 하고, 나이가 들수록 섭취량을 늘려야 한다.

우리 몸의 근육량은 20대 중반에 최대치에 도달한 후 40대부터 10년마다 8%씩 감소하다 70대가 넘으면 10년마다 15%씩 감소한다. 결과적으로 80세가 되면 근육은 젊었을 때의 절반 정도만 남게 된다. 특히 50세가 넘

단백질 일일 적정 섭취량

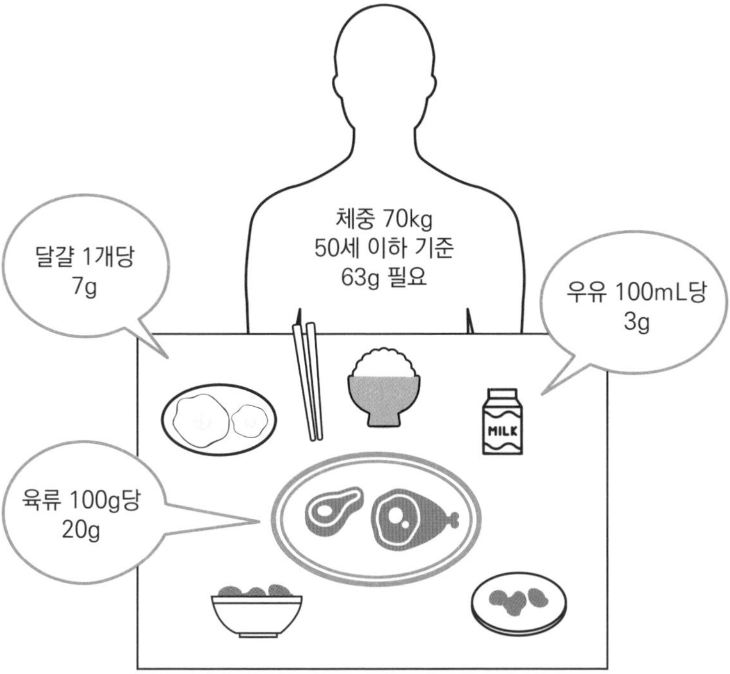

* 하루 필요량을 한 가지음식으로만 섭취하려면 매일 엄청난 양을 먹어야 하므로 사실상 불가능하다. 다른 영양소가 과다해져서 영양불균형이 일어날 수 있다. 여러 음식을 같이 먹으면서 필수 요구량을 맞추는 것이 바른 방법이다.

으면 근육량이 지속 감소하는 데다 근육 생성을 돕는 성장호르몬도 감소하므로, 체중 1kg당 섭취량을 1.2~1.5g으로 늘려 매일 섭취하는 것이 적절하다. 또한 근육량을 유지하는 데는 가벼운 근력운동이라도 꾸준히 하는 것이 중요하다.

여러 식품에서 골고루, 필요하다면 보충제로

그렇다면 구체적으로 얼마나 먹어야 하는 것일까? 먹기 쉬운 달걀을 예로 들어보자. 달걀 한 개에는 보통 7g 정도의 단백질이 들어있다. '그러면 흰자를 먹을까요, 노른자를 먹을까요' 질문하는 경우도 있는데 단백질 양만 보면 흰자에 더 많이 들어있긴 하다. 그런데 이는 달걀 한 개의 구성비를 보면 흰자가 더 많기 때문이지 흰자의 단백질이 더 우수하다고 말할 수 있는 근거가 되지는 않는다. 흰자와 노른자에 들어있는 필수아미노산의 종류가 다르므로 달걀 하나를 온전히 먹는 것이 단백질 섭취를 위해서는 더 낫다.

달걀로만 단백질을 섭취한다고 가정해보자. 체중 70kg의 50세 이하 성인 남성이라면 적어도 63g 이상의 단백질을 섭취해야 하므로, 달걀의 함량을 계산해보면 하루에 적어도 9개는 먹어야 한다는 계산이 나온다. 고기를 먹어도 마찬가지다. 육류는 전체 중량의 20% 정도가 단백질이므로, 고기 50g에서 단백질 10g 정도를 얻을 수 있다. 단백질 60g을 섭취하려면 쇠고

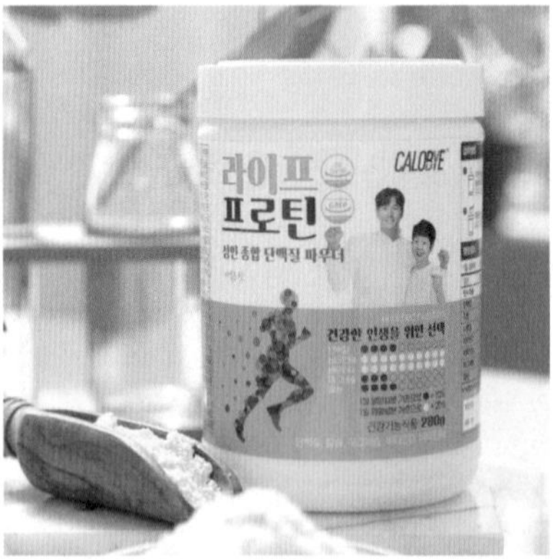

필자가 개발한 단백질 보충 제품. 동물성 단백질과 식물성 단백질이 균형 있게 들어있어 필요한 단백질량을 보충하는 데 도움이 된다.

기나 돼지고기를 반 근(300g)은 먹어야 한다. 보통 식당에서 판매하는 고기의 1인분이 200g이라는 것을 감안하면 매일 1.5인분 이상의 고기를 먹어야 한다. 우유로 환산하면 250cc 우유를 8팩 정도는 마셔야 한다.

달걀이든 고기든 우유든 매일 이렇게 많이 먹기도 힘들뿐더러, 가까스로 필요한 단백질의 양을 다 채운다 해도 함께 먹은 포화지방 때문에 콜레스테롤 섭취가 필요 이상으로 높아진다. 섭취 열량도 너무 올라갈 수 있다. 따라서 매일 꾸준히 식품으로 섭취하되 일상의 식사만으로는 부족한 분량을 단백질 보충제 등으로 채우는 것이 도움이 된다. 특히 성장기 청소년이나 질병 또는 노화로 근육 손실이 많은 경우에는 단백질 보충제를 활용하는 것이 좋은 방법이다.

2

칼슘 : 뼈와 근육에 중요 성분, 과다해도 문제

칼슘은 성장기에 특히 중요한 영양소다. 키가 크려면 골격이 함께 자라야 하는데, 뼈와 치아 성분의 대부분을 차지하는 칼슘이 부족하면 키가 잘 크지 않을 뿐 아니라 집중력도 떨어진다. 성장기가 지나도 칼슘 성분은 계속 중요하다. 폐경기 이후 여성을 포함하여 노년기에는 골다공증 위험이 높아진다. 여성호르몬 분비량이 줄어들면 뼈에서 칼슘이 빠져나가기 때문이다.

뼈 무게의 70%가 칼슘, 국민 67%가 부족증

칼슘은 우리 몸을 구성하고 있는 미네랄 성분 가운데 가장 많은 비중을 차지하는 중요한 성분이다. 전체 뼈 무게의 약 70%가 칼슘으로 되어있다.

그럼에도 많은 한국인들은 칼슘 섭취가 충분하지 않아 최소한의 필수요구량에 못 미치는 사람이 많다. 보건복지부 국민건강통계에 의하면 67.4%나 되는 사람들이 기준량에 미달하는 실정이다 (p.91 도표 참조).

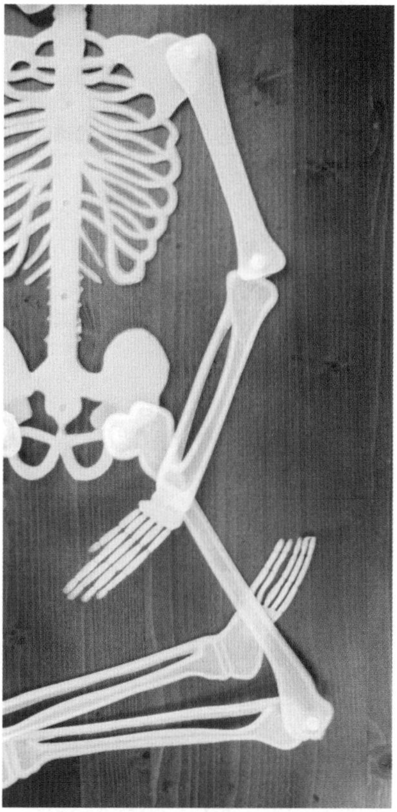

흔히들 칼슘이 뼈에 존재한다는 것은 잘 알고 있지만 혈액과 근육에서도 중요한 역할을 한다는 것은 잘 모르는 것 같다. 혈액 중 칼슘 농도는 뼈의 칼슘 농도와 연관이 있다. 즉, 혈액 안에 칼슘이 녹아 있는 정도에 따라 뼈에 흡수되기도 하고 뼈에서 빠져나오기도 한다. 그래서 칼슘 섭취량이 부족하면 뼈에 칼슘이 채워질 겨를이 없어 뼈가 부실해진다. 성장기 청소년이라면 키가 크지 않고, 성인이라면 골다공증으로 이어져 결과적으로 골절 위험을 높인다.

뼈세포는 일생 동안 5번 정도 바뀐다. 노화된 세포는 없어지고 새로운 세포로 완전히 대체되는 것인데 그때마다 칼슘은 주요 성분으로 사용된다. 그러므로 칼슘을 충분히 섭취하는 것에 나이는 중요하지 않다.

생리통의 경우 칼슘과 철분 부족이 원인일 수 있다. 쥐가 잘 나는 경우에도 마찬가지다. 혈액순환이 안 되어서라고만 생각하기 쉬운데, 근육에 칼슘이 부족해서 생기는 현상일 수 있다.

뼈는 물론 혈액과 근육에도 중요한 역할

칼슘은 세포 간의 정보전달과 세포 속 효소 활성화, 호르몬 생성과 면역력에까지 영향을 미친다. 심장이 규칙적으로 뛰도록 돕는 것도 칼슘이다. 필요한 만큼의 칼슘을 꾸준히 섭취하면 장에서 지방을 흡수하는 것을 억제하고, 신진대사를 빠르게 해 에너지를 소모시킴으로써 체중을 조절하는 효과도 있다. 우유를 다이어트 식품이라고도 하는데, 우유 속에 풍부한 단백질과 칼슘의 역할로 보면 틀린 말은 아니다.

칼슘은 췌장이 인슐린을 분비할 때 필요한 성분이기도 하다. 그래서 저혈당인 경우에도 칼슘 섭취를 늘이면 도움이 된다. 생리통으로 고생하는 여성의 경우 칼슘과 철분 부족이 원인일 수 있다. 쥐가 잘 나는 경우에도 마찬가지다. 혈액순환이 안 되어서라고만 생각하기 쉬운데, 근육에 칼슘이 부족해서 생기는 현상일 수도 있다. 칼슘의 약 1% 정도는 근육에 존재하면서 근육을 수축하거나 이완하는 일을 하고, 몸을 움직일 수 있도록 돕는다. 근육 내 칼슘이 부족하면 수영 등 운동을 할 때 쥐가 나기 쉽다.

근육에 칼슘 쌓이면 만성피로증후군

그러나 칼슘 역시 과도하게 많을 경우 부작용을 일으킬 수 있다. 칼슘은 그 성분만 보면 석회질이다. 간혹 근육 내에서 특정 지점에 석회 성분이 뭉치는 경우가 있는데, 이를 '석회화'라고 한다. 석회화는 진행되다가 자연히

인체에 미치는 칼슘의 효과

		면역기능 강화 신진대사 촉진 호르몬 생성 및 분비에 영향 인슐린 분비 체내 효소 활성화, 지방 축적 억제 체중조절
칼슘이 부족하면	뼈	뼈가 부실해져 골절에 취약 골다공증 유발 어린이 성장발달 저해
	피	심장박동 약화 생리통·빈혈 악화 체온·혈압 조절에 영향
	근육	근육경련(쥐) 발생 근육의 수축·이완에 문제 우울증·무기력증 유발
칼슘이 과다하면	뼈	혈액으로 흘러들어감
	피	동맥경화·죽상경화증 유발 신장결석 유발
	근육	만성피로 근육통증 및 석회화 근육의 수축·이완에 문제

풀리기도 하지만, 간혹 딱딱하게 뭉치면 초음파쇄석기로 부수거나 경우에 따라서는 수술로 제거하기도 한다.

칼슘이 근육에 많이 쌓이면 원인을 찾기 힘든 만성피로에 시달릴 수도 있다. 필자의 환자 중에 이유도 없이 계속 피곤하고, 온몸이 찌뿌둥해 많이 자도 아침에 잘 못 일어나며, 매사에 의욕도 없고, 우울증 증세가 있는데 원인을 못 찾아 더욱 소진된 여성이 있었다. 모발검사로 체내 중금속과 미네랄 농도를 살펴본 결과, 칼슘과 마그네슘 농도가 지나치게 높은 것이 발견되었다. 뼈에 있어야 할 칼슘이 근육에 지나치게 쌓여 만성근육통과 피로를 유발한 것이고, 원인 모를 피로가 지속되어 정서적으로도 우울해진 것이었다. 칼슘을 충분히 섭취해도 식습관이 불균형하고 운동량이 충분하지 않으면 그것이 엉뚱한 곳에 쌓여 오히려 몸을 힘들게 만든다.

칼슘이 염분 등 미네랄 성분과 결합하여 신장이나 요로 등에 돌이 생기는 '결석증'도 있다. 결석증을 막기 위해서는 미네랄을 필요량 이상으로 너무 많이 섭취하지 않도록 주의해야 한다. 칼슘은 또 혈관벽에 붙어 굳으면서 동맥경화와 죽상경화증을 일으킬 수도 있다.

비타민 D와 함께 섭취해야 체내 흡수가 잘 된다

평소 부족하기 쉬운 칼슘은 갑상선이나 부갑상선, 부신의 기능이 항진되면 손실량이 더 커진다. 제산제나 스테로이드 제재인 코티손 등의 약을 복용할 때도 칼슘 손실이 커지므로 유의해야 한다.

칼슘은 성장기에 특히 중요한 영양소다. 키가 크려면 골격이 함께 자라야 하는데, 뼈와 치아의 대부분을 차지하는 칼슘이 부족하면 키가 잘 크지 않을 뿐 아니라 집중력도 떨어진다.

칼슘 역시 식품 형태로 섭취하는 것이 가장 좋은데, 필요량을 유지하기 위해서는 다른 성분들과의 상호작용과 균형을 염두에 두는 것이 필요하다. 우선 칼슘 단독으로는 몸에 흡수가 거의 안 된다. 몸에 흡수되려면 비타민 D가 충분해야 하므로 칼슘이 많이 든 음식을 비타민 D가 풍부한 마른 버섯 종류와 함께 먹는 것이 이상적이다.

콜라가 뼈를 녹인다는 속설이 있는데, 낭설이기는 하지만 근거가 없지는 않다. 탄산음료 속 인산이 칼슘의 배출을 유도하기 때문이다. 뼈에는 칼슘과 인 외에 마그네슘과 아연, 나트륨 등도 들어있어 각 미네랄이 서로를 지지하며 뼈를 구성하고 있는데, 이 중 하나라도 부족해지면 뼈가 약해질 수 있다. 몸에 칼슘이 부족하면 피가 칼슘을 다른 조직이나 기관에 공급하기 위하여 뼈로부터 칼슘을 빼가게 되는데, 뼈에 있는 칼슘이 빠져나올 때는

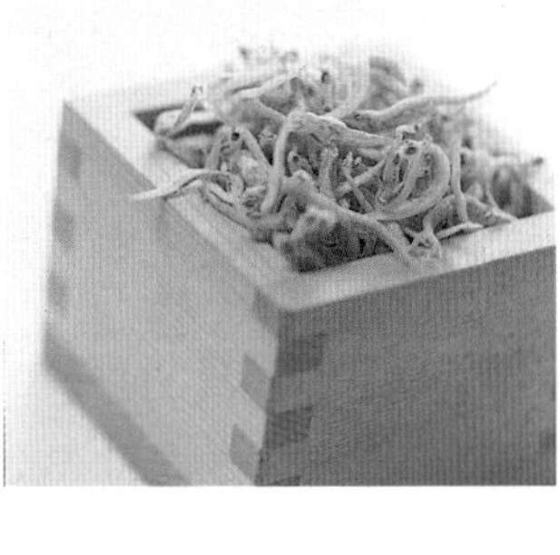

칼슘과 결합되어 있던 다른 미네랄 성분들이 함께 빠져나와 핏속에 잔류하게 되므로 뼈는 부실해지고 혈액 중 미네랄 농도는 올라가는 불균형이 일어나게 된다.

칼슘에서 특히 중요한 것은 마그네슘과의 균형이다. 체내 칼슘과 마그네슘의 비율이 1:1에 가까울수록 심근경색, 협심증 등과 같은 허혈성심장질환에 의한 사망률이 낮아지는 것으로 조사되었다.

마그네슘 외에 철분도 중요하다. 칼슘과 함께 여성들에게 가장 부족해지기 쉬운 미네랄이 바로 철분인데, 철분 대사를 돕는 게 바로 칼슘이다.

중년기 이후 커피가 뼈에 미치는 영향

식습관과 관련하여 특히 주의해야 할 것은 카페인 성분이다. 커피나 일부 차 종류에 많이 포함되어 있는 카페인은 몸 안에서 칼슘을 분리해 내보내는 작용을 한다. 때문에 골다공증 위험이 있는 중·노년기에는 커피 같은 카페인 음료를 너무 많이 마시지 않도록 해야 한다. 카페인은 하루 섭취량을 300mg 이하로 제한하는 것이 바람직하다.

일반 식재료 중에는 마른멸치와 말린 꽃새우, 유제품 등을 많이 먹는 것이 좋다. 말린 꽃새우 100g에는 우유 한 잔의 40배에 달하는 칼슘이 들어 있다. 국물 재료로 많이 사용하는 마른멸치의 칼슘 함량은 같은 분량 우유의 20배 정도다.

칼슘제를 따로 복용하는 경우에는 식후나 잠들기 전에 먹는 것이 흡수가 가장 잘 된다. 특히 잠들기 전에 칼슘과 마그네슘을 먹으면 숙면을 취하는 데도 도움이 된다. 잠이 오지 않을 때 따뜻하게 데운 우유를 한 잔을 마시라는 것은 이 때문이다. 우리 몸은 한 번에 500mg 이상의 칼슘을 효과적으로 흡수하지 못하므로 칼슘제는 한꺼번에 많은 양을 먹는 것보다 조금씩 여러 차례 나눠 먹는 것이 효과적이다.

칼슘제를 구입하기 전에 표시 성분을 꼼꼼히 살펴보아야 한다. 식품으로 섭취하는 칼슘은 매일 먹어도 상관없지만 칼슘 제재를 섭취하는 경우는 혈액 속으로 들어간 후 바로 뼈로 흡수되는 것이 아니기 때문이다. 또 골분(뼛가루)을 주재료로 사용한 칼슘제의 경우 다량의 납 성분이 들어있을 수 있으니 주의해야 한다. 한 가지 더 중요한 점은 칼슘은 섭취로 끝나는 것이 아니라 운동도 적절히 해야 한다. 그래야만 칼슘이 뼈와 근육 등 필요한 곳에 적절하게 배치될 수 있다.

칼슘이 풍부한 식품

뼈째 먹는 생선(마른 새우, 멸치, 빙어, 은어, 미꾸라지 등), 유제품(우유, 요구르트, 치즈 등), 해조류(김, 다시마 등), 두부, 해바라기씨, 브로콜리, 무청시래기, 마른 콩 등

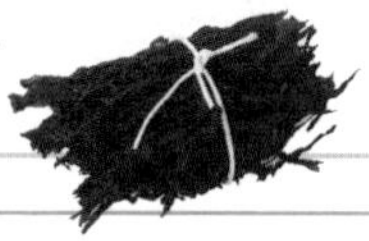

마그네슘 :
칼슘과 세트로 뼈와 근육에 역할

칼슘과 마그네슘을 붙여 '칼마'라고 부른다. 마그네슘이 칼슘과 세트로 움직이며 뼈와 근육 등에서 역할을 하기 때문이다. 마그네슘은 뼈에 약 60%, 근육에 20%, 기타조직에 20%, 혈액에 약 1%가 분포한다. 각 조직에 마그네슘이 부족해지면 칼슘처럼 뼈에서 혈액으로 방출된다.

부족하면 근육도 마음도 떨린다

마그네슘 부족을 알 수 있는 전형적인 증상은 근육 떨림이다. 눈꺼풀이나 눈 밑 근육이 파르르 떨리는 경우가 가장 흔하지만 허벅지근육 같은 큰 근육이 파르르 떨리기도 한다. 특히 스트레스를 받거나 긴장을 할 때는 세포 안에 순간적으로 칼슘 유입량이 많아지면서 근육 수축에 이상이 생겨 떨림과 경련이 일어나는 것이다. 이 같은 경련이 근육에서 일어나면 그나마 다행이다. 만성적인 마그네슘 부족은 혈관 근육에도 경련을 일으켜 불안정협심증의 원인이 될 수 있다. 특히 젊은 사람이 심근경색을 일으키는 경우 대개 그 원인은 죽상경화증보다 불안정협심증이다. 칼슘과 마그네슘의 비율이 1:1로 균형을 이룰 때 허혈성심장질환에 의한 사망률이 낮아진다고 했는데, 이는 마그네슘이 근육경련으로 인한 협심증이나 심근경색 등을 예방해주기 때문이다.

근육만 떨리는 것이 아니라 마음도 쉽게 불안해져 쉼 없이 움직이거나 과잉 행동을 나타내기도 하며, 심하면 안절부절못하고 불안해하며 쉽게 화를 내기도 한다. '칼마'의 부족이 호르몬과 신경계에서도 결핍현상을 나타내기 때문이다. 바꿔 말하면 마그네슘은 칼슘과 함께 천연진정제 역할을 하는 것이다.

충분히 섭취하면 뼈, 심혈관, 혈당 등 전신에 고루 영향

마그네슘을 충분히 섭취하면 뼈는 물론 심혈관 기능도 좋아지고 혈압도 안정된다. 마그네슘은 비타민 B군과 함께 탄수화물과 단백질, 지방의 대사에 관여한다. 특히 지방을 태워 에너지로 바꾸는 데 중요한 역할을 하므로 마그네슘을 충분히 섭취하면 혈액 내 지질 상태가 개선된다. 그래서 본태성 고혈압이 있는 경우 산화마그네슘을 매일 복용하면 혈압이 떨어진다.

마그네슘은 인슐린 분비를 촉진해 당뇨병 예방에도 도움이 된다. 편두통을 개선하기도 하고, 호르몬 합성에도 관여해 임산부의 조산을 예방하거나 생리전증후군을 완화하는 효과도 있다. 소화기와 관련해서는 속쓰림과 변비를 완화하는 효과도 있어 위장약과 변비약에도 들어간다. 체세포의 DNA 합성에도 중요한 역할을 하고 체온 조절도 돕는다. 칼슘과 마찬가지로 거의 전신에 고루 영향을 미치는 미네랄이다.

엽록소의 주성분, 푸른 잎채소에 풍부

마그네슘은 누구에게나 필요하지만 특히 임산부와 수유부, 에스트로겐을 복용하고 있거나 약물치료 중인 경우, 스트레스가 심하거나 술을 과하게 마시거나 운동을 심하게 한 경우에 더욱 신경 써서 섭취해야 한다. 이런 경우에 곧잘 마그네슘이 결핍되기 때문이다.

마그네슘을 섭취하는 가장 좋은 방법은 평소 식사에서 쌈 채소를 자주 먹는 것이다. 마그네슘은 엽록소의 주요 성분이기도 해서 푸른 잎채소에 풍부

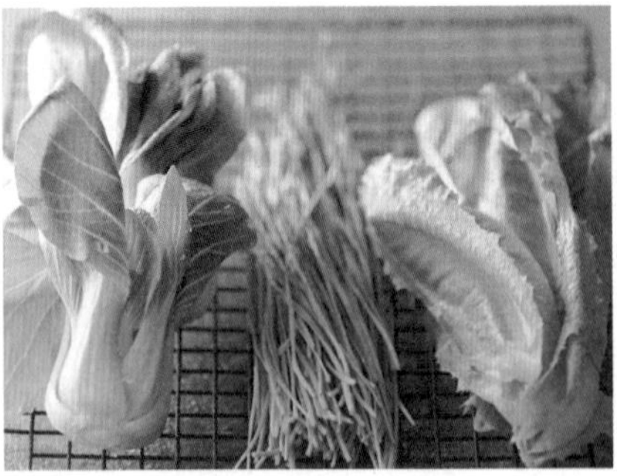

마그네슘이 부족하면 근육 떨림이 잘 생긴다. 눈꺼풀이나 눈 밑 근육이 파르르 떨리는 경우가 가장 흔하다. 스트레스를 받거나 긴장할 때 세포 안에 순간적으로 칼슘 유입량이 많아져 일어나는 현상인데, 혈관근육에서 경련을 일으키면 불안정협심증이 된다.

하다. 마그네슘이 잘 흡수되려면 비타민 B 특히 비타민 B_6와 비타민 A, 비타민 D, 비타민 E, 인 등도 함께 섭취해야 한다. 여러 가지 채소를 골고루 먹는다면 이 모든 영양 성분을 필요한 만큼 섭취할 수 있다. 특히 고기를 먹을 때는 반드시 푸른 잎채소와 함께 먹는다. 마그네슘이 단백질과 지방대사에 중요한 역할을 하는 데다 위산을 중화시켜 속 쓰림도 막을 수 있기 때문이다.

단, 보충제 형식으로 마그네슘만 단독으로 먹을 때는 주의해야 한다. 너무 많이 먹어서 체내에 마그네슘 수치가 너무 높아지면 우울증이나 전신무력감이 생길 수 있다. 또한 마그네슘만 단독으로 섭취하면 장에서 소화가 잘 안 돼 설사를 일으킬 수 있으므로 칼슘과 함께 먹는 것이 좋다. 마그네슘 보충제의 복용은 식사 직후를 피하는 것이 좋다. 마그네슘이 위산을 중화해 소화를 방해할 수 있기 때문이다.

마그네슘이 풍부한 식품

푸른 잎채소, 도정하지 않은 통곡물,
견과류(무화과, 아몬드 등), 바나나, 콩 및 콩 가공품 등

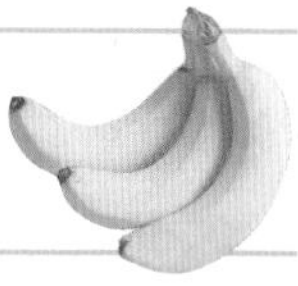

아연 : 카사노바가 즐겨 먹던 정력 미네랄

성호르몬 분비, 면역 강화, 콜라겐 형성까지

연애지상주의자 카사노바는 굴을 하루에 60개씩 먹었다고 한다. 카사노바가 사랑한 굴에는 아연 성분이 특히 많이 들어있다. 아연은 생식기관의 발달과 호르몬 생산에 필수적인 성분이므로 '섹스 미네랄'이라고도 불린다. 특히 남성호르몬인 테스토스테론을 만드는 데 관여해 생식능력을 높여주고 비타민 B_6와 함께 복용하면 발기부전 치료에도 도움이 된다.

아연은 남성 장기인 전립선 건강에도 필수적이어서 전립선 관련질환에는 아연 섭취량을 늘리는 것이 좋다. 여성에게서는 생리불순 치료에 도움이 된다. 아연은 성호르몬뿐 아니라 성장호르몬 분비도 돕는 필수 성분이다.

아연의 효능이 호르몬에만 국한되는 것은 아니다. 사실 남녀불문, 연령불

문하고 누구에게나 중요한 필수 미네랄이다. 사람의 몸 안에 있는 3,000여 종의 효소 가운데 10%에 해당하는 300여 종의 효소가 아연을 필요로 하는데, 그중에는 DNA 복제와 유전자 발현, 활성산소 제거 등 생명활동에 기본적으로 필요한 효소가 많이 포함되어 있다.

아연은 세균감염에 대항하는 T세포의 숫자를 증가시켜 면역체계 강화에도 영향을 미친다. 그래서 몸 안팎에서 상처가 나도 빠르게 치유되도록 돕는다. 실제로 훌륭한 감기약이기도 한데, 감기에 걸렸을 때 아연 정제를 입에서 녹여서 삼키면 감기 증상이 완화되고 회복이 촉진된다. 혈액 속 비타민 E 농도를 유지시켜 콜레스테롤이 쌓이는 것을 막고, 단백질 합성과 콜라겐 형성에도 관여한다.

아연은 인슐린 생성에 작용해 당뇨병이 있는 사람에게도 도움이 된다. 정신신경계질환의 치료에서도 아연은 중요한 역할을 한다. 가려움증을 일으키는 히스타민 생성을 억제해 아토피성 피부염 증상을 완화하고, 노화와 함께 나타나기 쉬운 눈의 황반변성을 저지해 시력감퇴를 막아준다. 아연은 중금속을 배출시키는 역할도 하는데 셀레늄을 함께 복용하면 중금속이 빨리 배출되도록 돕는다. 아연이 부족한 경우는 중금속인 구리에 중독되기 쉽다.

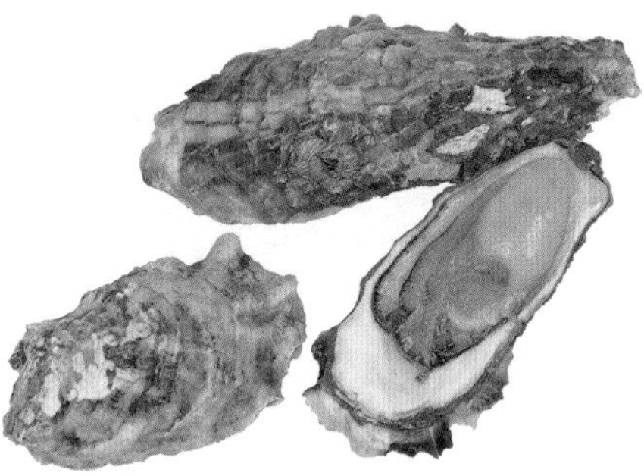

아연은 혀의 미뢰 세포를 움직이는 필수 미네랄로도 작용해 입맛을 회복하는 데도 도움이 된다. 몸에 아연 성분이 부족하면 맛을 잘 못 느낄 수 있다.

인체에 미치는 아연의 효과

호르몬	전립선 기능·발기력 강화 생리불순 개선 청소년 성장촉진. 항노화 효과
세포재생	세포 발생·복제 과정에 중요한 역할 생식세포 관련 효소들에 영양공급 DNA 복제·유전자 발현·활성산소 제거에 영향
	T세포 복제에 작용해 면역력 강화 인슐린 생성 황반변성 예방 식욕증진 (입맛세포 작용) 감기증상 개선과 회복 콜레스테롤 제거와 콜라겐 형성 중금속 배출
아연이 부족하면	미각 감퇴 구리 중독에 쉽게 노출
아연이 과다하면	150mg 이상 섭취 시 면역반응 억제

흡수 방해하는 철분과 함께 먹지 말아야

스트레스가 많고 식품 첨가물이 든 가공식품을 많이 먹는 요즘 사람들은 아연이 부족하기 쉽다. 스트레스가 심하거나 감염병을 앓고 있을 때도 입맛이 없어지지만, 알코올 중독, 갑상선이나 부신에 질병이 있을 때도 아연이 결핍되어 입맛을 잃을 수 있다. 비타민 E와 B_1을 지나치게 섭취했을 때도 아연이 결핍될 수 있다.

인체에 있는 3,000여 종의 효소 가운데 10%에 해당하는 300여 종의 효소가 아연을 필요로 하는데, 그중에는 DNA 복제와 유전자 발현, 활성산소 제거 등 기본적으로 필요한 효소가 포함되어 있다.

모유수유 중이거나 땀을 많이 흘리는 경우에는 아연이 든 식품을 평소보다 많이 먹는 것이 좋다. 항우울제, 소염제(스테로이드), 이뇨제 등을 복용하거나 식이섬유가 많이 들어있는 식사를 할 때는 아연도 많이 먹어야 한다. 노인들은 아연과 마그네슘을 함께 섭취하면 더 도움이 된다. 아연은 비타민 A, 칼슘, 인 등과 함께 복용할 때 가장 효과적이므로 특별한 질병이 없다면 아연 역시 식품을 통해 섭취하는 것이 좋다. 아연은 굴과 명란젓, 붉은색 육류에 풍부하다.

아연은 면역력을 활성화시키는 미네랄이지만, 매일 150mg 이상 먹으면 거꾸로 면역반응을 억제할 수도 있다. 보충제 형태로 아연을 섭취할 때는 철분 보충제와 같이 먹지 않도록 한다. 최소한 시간적 간격을 두고 먹어야 각각 흡수를 방해받지 않는다.

아연이 풍부한 식품

굴, 명란젓, 달걀노른자, 돼지 간, 붉은색 육류(쇠고기, 돼지고기), 마른오징어, 멍게, 가리비, 아귀 간 등

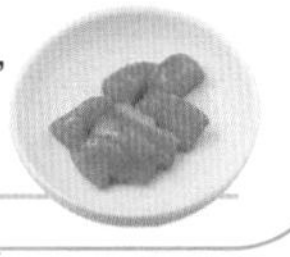

셀레늄 : 중금속 배출 돕는 해독능력

염색체 손상을 막는 강력한 항암물질

셀레늄은 활성산소의 독성을 무력화시키는 성질을 가진 미네랄이다. 해독제로 잘 알려진 글루타티온이나 페록시다아제에도 들어간다. 덕분에 거의 모든 암 예방에 도움이 되는 미네랄이며, 여러 종류의 미네랄 중에서 가장 강력한 항암물질의 하나라고 할 수 있다. 특히 셀레늄은 방사선과 화학적 발암물질에도 강력한 항암작용을 발휘한다. 셀레늄과 비타민 E를 함께 섭취하면 염색체가 손상되는 것을 막고 손상된 유전자를 빨리 복구시킬 수 있어 더욱 효과적이다.

체내 중금속의 배출을 촉진하는 성질도 있어 아토피성 피부염과 같은 피부의 염증 완화에 도움을 준다. 또한 강력한 항산화제로 작용하기도 한다.

셀레늄은 방사선과 화학적 발암물질에도 강력한 항암작용을 발휘한다. 비타민 E와 함께 섭취하면 염색체 손상을 막고 손상된 유전자를 빨리 복구시킬 수 있어 더욱 효과적이다.

경동맥에 죽상경화증이 있는 경우에는 셀레늄과 아연, 망간, 크롬, 구리가 든 멀티미네랄 주사로 조금씩 제거할 수 있다.

셀레늄은 심근경색과 협심증, 뇌졸중과 같은 3대 중대 질병도 예방한다. 혈관에서 혈액이 응결되는 것을 막아주기 때문이다. 갑상선 건강에도 중요한 성분이며, 관절염의 통증을 줄여주고, 비듬이 심해 고민인 사람도 셀레늄을 충분히 섭취하면 도움이 된다.

정자 늘리고 성기능 강화해 남성에게 특히 좋다

셀레늄은 아연과 함께 남성에게 특히 좋은 성분으로 알려져 있다. 체내 셀레늄 분포를 보면 간장, 신장, 심장 등 여러 장기에 존재하지만 남성의 경우 체내 셀레늄의 절반 정도가 고환과 전립선에서 가까운 정관의 일부에 몰려 있기 때문이다. 실제로 셀레늄은 남성의 정자를 늘리고 성기능을 강화하며, 셀레늄이 부족한 경우 정력감퇴를 느끼기도 한다. 여성에게는 폐경기에 겪는 여러 증상, 특히 갑자기 확 더워지는 열감을 완화하는 데 도움이 된다.

셀레늄의 효과

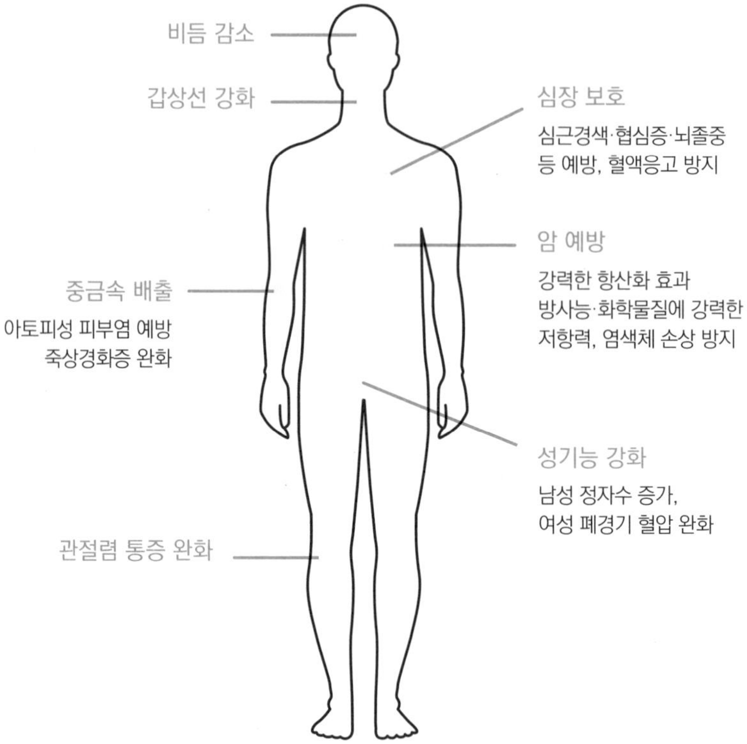

셀레늄은 땅에서 자란 채소에 풍부하다. 특히 우리나라와 일본은 토양 자체에 셀레늄이 풍부해서 과거에는 보리, 토마토, 감자, 양파 등 우리 땅에서 난 채소만 충분히 먹어도 필요량을 거의 섭취할 수 있었다. 하지만 화학비료 사용이 보편화되면서 지금은 셀레늄 함량이 예전만 못할 수도 있다. 셀레늄이 부족하거나 폐경기 증상, 전립선질환 등을 예방하려는 사람들은 물론 건강한 사람들도 면역력을 유지하는 차원에서 셀레늄 보충제 복용이 도움이 될 수 있다.

한편, 광산이나 시멘트 공장, 유리·세라믹·놋쇠·플라스틱 공장, 전자제품 공장이나 인쇄소 등에서 일하는 경우에는 셀레늄이 과잉될 수 있으니 주의해야 한다.

셀레늄이 풍부한 식품

보리, 현미, 어패류, 내장, 신장, 간, 양파, 토마토, 브로콜리, 감자, 마늘 등

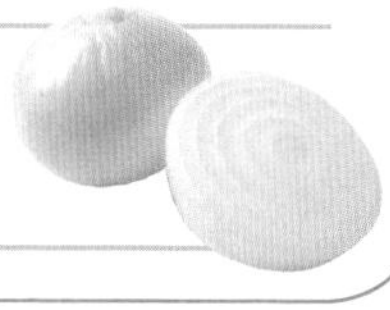

비타민 C : 면역 강화부터 세포재생까지 만능 비타민

초강력 항산화제, 위암도 예방

비타민 C라고 하면 많은 이들이 피로회복과 기미, 주근깨와 감기 예방에 효과적이라는 걸 떠올린다. 상큼한 레몬맛 보충제 광고에 익숙한 탓이다. 물론 광고의 내용은 사실이다. 모든 광고가 그렇지만, 의약품이나 건강식품은 허위 과장 광고가 더욱 엄격하게 금지된다. 아쉬운 것은 비타민 C의 효능을 이 정도로 국한하기에는 이 비타민이 하는 일이 너무나 많다는 점이다. 2장에서도 언급했듯이, 비타민 C는 비타민 E 등 다른 항산화제의 부족한 부분을 보충하고 면역세포에 힘을 주는 착한 비타민이다.

최고의 항산화제이자 섭취하기도 간편한 비타민 C는 여러 발암물질을 강력하게 억제하는 효능이 있다. 특히 탄 음식이나 소시지처럼 가공한 육

인체에 미치는 비타민 C의 효과

① 감기예방
② 단순포진에 효과
③ 히스타민 생성 억제 → 눈물, 콧물, 천식 증상 억제
④ 콜레스테롤 개선 및 감소 → 고혈압 심장발작 등 예방
⑤ 혈소판 응고 억제
⑥ 혈중 철분 흡수
⑦ 콜라겐 생성, 기미 주근깨 제거
⑧ 잇몸·혈관·뼈·치아 세포 성장과 재생
⑨ 세로토닌 등 호르몬 생성

주의사항

- 필요량 이상 대부분은 소변으로 배출되지만 너무 많이 먹으면 설사 유발
- 많이 먹으면서 물을 마시지 않으면 신장결석 등 부작용 생길 수 있으며, 엽산을 파괴하고, 인체의 구리 성분 흡수를 방해하거나 다른 중금속 성분을 활성화하는 등의 부작용이 생길 수 있다.

류를 먹을 때 생기는 발암물질 니트로소아민을 억제하는 힘이 강해 위암 예방에 효과적이라고 알려져 있다.

비타민 C의 힘은 우리 몸 곳곳에서 발휘된다. 감기 예방 효과에서 알 수 있듯 바이러스와 박테리아에 의한 여러 종류의 감염증을 예방한다. 헤르페스 바이러스에 의한 단순포진의 경우, 입술이 부르트려는 순간부터 2,000~3,000mg의 고용량 비타민 C를 복용하면 증상이 곧 완화된다. 또 기침과 눈물, 콧물을 유발하는 히스타민 생성을 억제해 감기 증상

은 물론 천식 증상의 개선에도 도움이 된다. 감기에 걸렸을 때 비타민 C를 1,000mg씩 하루 두 번 먹으면 눈물과 콧물을 발생시키는 히스타민의 혈중농도가 40%나 줄어든다는 보고가 있다.

세포재생, 콜라겐 생성, 피부에 탄력을 주는 비타민

비타민 C는 나쁜 콜레스테롤이 산화되는 것을 막고, 좋은 콜레스테롤이 늘어나게 하는 한편 전체적으로 콜레스테롤 수치를 떨어뜨려 고혈압과 심장발작 위험을 줄인다. 핏속에서는 혈소판이 뭉치는 것을 막아 심장병이 있는 사람에게도 도움이 된다. 여성들에게 많이 부족한 철분이 잘 흡수되도록 돕기도 한다.

피부의 기미와 주근깨만 예방하는 것이 아니라 피부 탄력을 좌우하는 것도 비타민 C다. 진피층의 탄력을 담당하는 콜라겐의 먹이 역할을 하기 때문이다. 콜라겐은 피부뿐 아니라 잇몸이나 혈관, 조직세포와 같은 결합조직과 뼈, 치아의 성장과 재생에도 중요하다. 피부에 상처가 났거나 화상을 입은 경우, 수술을 한 후에도 세포재생을 도와 흉터를 최소화하는 데 비타민 C가 도움이 된다. 장내 면역력의 핵심이자 멜라토닌 호르몬을 만들어내는 세로토닌이 만들어질 때도 비타민 C가 필요하다.

대부분의 동물은 몸속에서 비타민 C를 스스로 만들어낸다. 그래서 아프거나 스트레스를 받으면 비타민 C가 급격하게 생산된다. 그런데 사람에게는 그런 능력이 전혀 없다. 병에 걸리거나 스트레스를 많이 받으면 오히려 피부의 기미와 주근깨만 예방하는 것이 아니라 피부 탄력을 좌우하는 것도 비타민 C다. 이는 비타민 C가 진피층 콜라겐의 먹이 역할을 하기 때문이다. 피부에 상처가 났거나 수술을 한 후에도 세포재생을 도와 흉터를 최소화하는 데 비타민 C가 도움이 된다.

백혈구 속 비타민 C 농도가 뚝 떨어지면서 면역력과 저항력이 약해진다. 흡연과 스트레스도 마찬가지다. 담배의 일산화탄소가 비타민 C를 파괴하는 주범인데, 담배 한 개비를 피울 때마다 비타민 C는 20~25mg씩 파괴된다. 담배를 피우지 않더라도 도시의 공해와 미세먼지에는 일산화탄소가 포함되어 있어 흡연자나 공해가 심한 환경 속에 사는 사람, 스트레스를 많이 받는 사람들은 비타민 C 보충제를 복용하는 것이 도움이 된다.

임신을 했거나 수유 중인 여성, 노인, 피임약이나 아스피린을 복용하는 경우에도 비타민 C 손실이 크므로 따로 복용하는 것이 좋다. 한국인의 영양섭취 기준 권장량은 1일 100mg이면 충분하다고 되어있지만, 실제로 현대인들은 비타민 C가 파괴되기 쉬운 환경 속에서 살아가기 때문에 적극적으로 보충하는 것이 필요하다. 필자는 1,000mg 비타민 C를 매일 한 알씩 복용한다.

비타민 C는 우리가 섭취한 단백질이 아미노산으로 분해되어 몸에 흡수된 후 콜라겐을 생성할 때 꼭 필요한 물질이다. 그래서 비타민 C를 복용해야 탄력 있고 탱탱한 피부를 만들 수 있다.

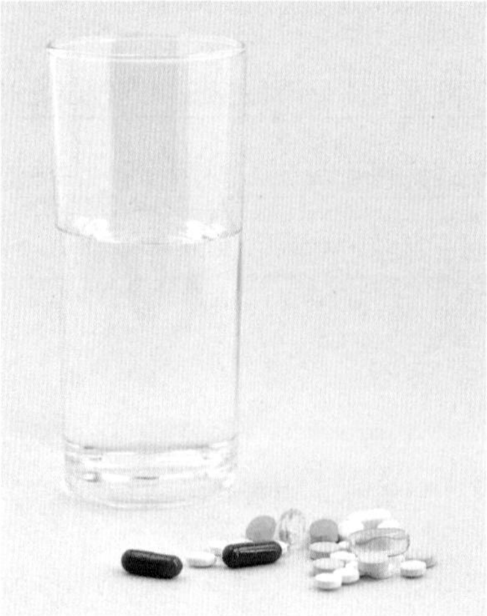

매일 필요량만큼 식사 직후에 섭취한다

비타민 C는 수용성이므로 과잉 섭취해도 자연 배출된다. 섭취 후 2~3시간 지나도 흡수되지 않은 것은 소변을 통해 배출되므로, 필요량을 나누어서 지속적으로 섭취하는 것이 낫다. 공복보다는 식사 직후에 먹는 것이 체내에 머무는 시간을 좀 더 길게 유지할 수 있고 음식 속에 있는 발암물질의 작용을 억제하는 데도 유리하다. 먹고 돌아서면 배출되는 특성상 부작용은 거의 없는 편이다.

먹고 돌아서면 배출되는 특성상 부작용은 거의 없는 편인데, 다만 한 번에 너무 많은 양을 섭취하면 설사를 할 수 있고 물을 충분히 마시지 않으면 제대로 배출되지 못해 신장결석이 생길 수도 있다. 고용량 비타민 C를 복용하고 있다면 마그네슘, 비타민 B_6를 함께 섭취할 것을 권한다. 그러면 결석 걱정은 안 해도 좋다.

아주 심하게 과다 복용하는 경우에는 구리가 체내에 흡수되는 것을 방해하고, 철분이나 납, 수은과 같은 다른 중금속의 활동을 촉진할 수 있으며 엽산을 파괴할 수도 있으므로 너무 많이 먹지는 않아야 한다.

혈액검사나 소변검사를 앞두고 있는 경우나 방사능 치료와 화학 치료를 받는 암환자는 섭취해서는 안 된다. 검사결과에 영향을 미칠 수 있기 때문이다. 또한 지중해빈혈(헤모글로빈의 이상에 의해 산소운반이 잘 안 되어 나타나는 빈혈증), 혈액색소침착증처럼 철분 과다를 초래하는 유전적 질환을 갖고 있는 사람들도 비타민 C의 과복용을 피해야 한다. 또한 클로르프로파미드, 설파제 같은 당뇨병 치료제들은 비타민 C로 인해 효과가 떨어질 수 있다. 비타민 C가 많은 식품이나 영양제를 섭취하기 전후 2시간 정도는 인삼을 같이 먹지 않는 것이 좋다.

식품이나 약품에 비타민 C가 첨가되어 있는 것도 흔히 볼 수 있다. 오렌지주스나 아스피린에서 종종 볼 수 있는데, 이런 경우는 비타민 C의 실제적인 효능을 기대하기 힘들다. 주스에 첨가되는 것은 단지 비타민 C의 강력한 항산화작용으로 방부제를 대신하려는 목적이고, 아스피린은 비타민 C를 소변으로 배출시키므로 이를 보충하려는 목적에서 비타민 C 포함 제품이 나온 것이다.

비타민 C가 풍부한 식품

감귤류(귤, 오렌지, 자몽, 레몬 등), 딸기류, 키위, 토마토, 감자, 푸른 잎채소(고추, 파슬리, 파프리카, 브로콜리, 콜리플라워, 피망 등) 등

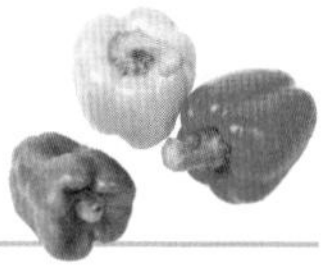

비타민 D : 햇빛으로 생성되는 면역 비타민

면역세포 생성을 돕고 암 예방도

비타민 D는 햇빛만 있으면 우리 몸이 스스로 만들어낼 수 있다. 체내 합성이 된다는 것은 인체의 입장에서 그만큼 중요하고 필수적인 영양소라는 의미다. 우리가 알고 있는 비타민 D의 기본 역할은 우리 몸에 칼슘과 인 성분이 잘 흡수되도록 돕는 것이다. 여기서 조금 더 나아가 비타민 D가 '면역 비타민'이라는 것도 기억해두면 좋다.

예전에 사람들은 여름에 피부를 까맣게 태우면 겨울에도 감기에 걸리지 않는다는 말들을 많이 했다. 의학적으로도 틀리지 않는 말이다. 백혈구 안에는 비타민 D 수용체가 있어서 바이러스와 세균을 죽이는 면역 단백질을 만들어내고, 염증물질도 억제할 수 있다. 비타민 D 자체가 면역세포가 만들어지는 것을 돕기도 하고, 신경세포들 간에 명령 전달이 잘되도록 돌보는 역할도 한다. 암 예방에 도움이 되는 것은 물론이다.

버섯에 풍부, 기름에 조리하면 흡수율 높아진다

이토록 중요한 비타민 D는 지용성으로 장에서 기름과 함께 흡수된다. 그 후 햇볕을 쬐면 자외선이 피부의 지방 성분과 반응해 비타민 D를 만들어낸다. 비타민 D는 육류나 등 푸른 생선 등 동물성식품, 그리고 버섯류에 풍부한데 조리를 해도 쉽게 파괴되지 않는 장점이 있다. 특히 표고버섯처럼 사람의 몸속에서 비타민 D로 변하는 에르고스테롤(프리비타민 D_3)이 풍부한 식품을 햇빛에 말리면 함량이 더욱 높아진다. 표고버섯을 말릴 때는 자외선이 포함된 직사광선 햇볕에 말려야 효과가 있고, 기름과 함께 조리하면 체내 흡수율을 높일 수 있다.

비타민 D 합성을 돕는 자외선인 UV-B는 유리창을 통과하지 못한다. 한편 똑같이 햇볕을 쬐더라도 피부가 검은 사람은 흰 사람보다 합성 효과가 덜 일어난다. 피부색이 진한 사람일수록 햇볕을 더 자주 쬘 필요가 있다.

비타민 D는 체내에서 합성되는 비타민임에도 한국인에게 가장 부족한 비타민이기도 하다. 비타민 D 부족은 햇볕을 쬐는 시간이 부족한 것이 가장 큰 원인이지만, 그밖에도 비타민 D 합성이 방해받는 다양한 이유가 있다.

첫째, 비만인 경우다. 지방세포가 비타민 D를 흡수해버려 다른 신체조직과 장기에서는 비타민 D가 부족해질 수 있다.

비타민 D는 햇빛만 있으면 체내 합성이 된다. 그만큼 중요하고 필수적인 영양소다. 백혈구 안에는 비타민 D 수용체가 있어 면역 단백질을 만들어내고, 염증물질을 억제하며, 암 예방에 효과를 나타낸다.

둘째, 염증을 막는 스테로이드 성분인 코르티손은 비타민 D 저장고를 파괴한다. 그래서 코르티손을 장복하면 뼈에서 칼슘과 비타민 D가 부족해질 수 있다.

셋째, 간과 신장에 문제가 있는 경우다. 비타민 D는 간과 신장을 거치며 활성화되므로 두 기관에 문제가 있다면 비타민 D가 부족해질 수 있다. 흡연자에게도 부족할 가능성이 높고, 나이가 들수록 비타민 D 합성능력이

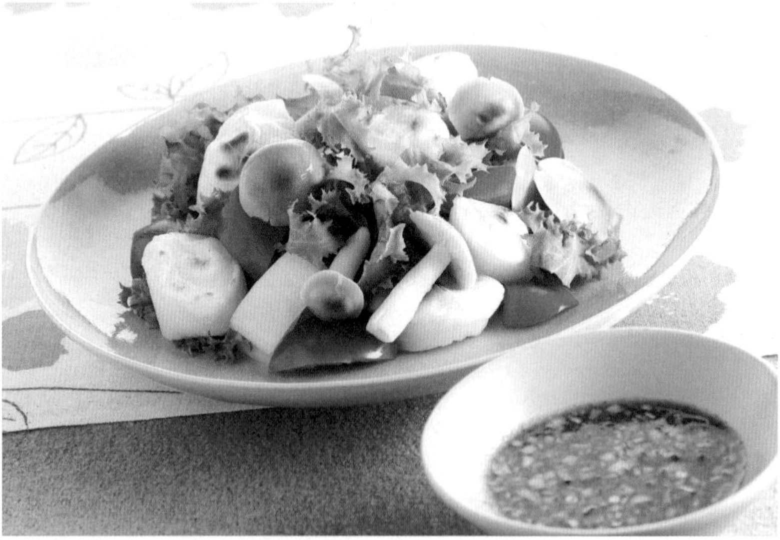

비타민 D가 풍부한 식품

우유와 유제품, 달걀, 삼겹살, 마른 버섯류(표고, 목이 등),
등 푸른 생선(정어리, 청어, 연어, 참치 등), 생선 간유

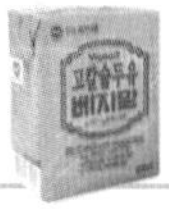

떨어지는 것도 문제다.

이런 이유로 비타민 D를 보충제나 근육 주사로 보충하기도 한다. 보충제를 먹는 경우는 매일 1,000IU, 많이 부족하면 2,000IU까지 섭취할 수 있다. 다만, 비타민 D는 지용성 비타민으로 지나치게 섭취하면 문제가 있을 수 있다. 우리 몸 안에 칼슘보다 비타민 D가 더 많아지면 뼈에서 칼슘을 빼내 혈관 내벽이나 간, 폐, 신장, 위장 등에 쌓아두므로 하루에 2,000IU 이상은 섭취하지 않도록 주의해야 한다. 주사의 경우 한 앰풀에 20~30만IU가 포함되어 있는데, 근육 주사 후 서서히 몸에 흡수되기 때문에 2~3개월에 한 번 정도 맞으면 된다.

다만, 편식을 하거나 햇볕을 쬐기 어려운 노약자, 일조량이 부족한 환경에서 살거나 경련 방지 약을 복용하는 사람이라면 섭취량을 늘릴 필요가 있다.

비타민 E : 항산화 효과 뛰어난 젊음의 비타민

강력한 항산화작용으로 세포 보호, 노화 지연

비타민 E는 젊음의 비타민이라고 할 수 있다. 강력한 항산화작용으로 비타민 A처럼 예민한 물질이나 세포막, 체액 등 조직을 보호하고 세포 노화를 지연시켜 젊음을 유지하는 데 도움이 된다. 비타민 E는 화장품에 많이 사용되는 성분이기도 한데, 피부의 회복을 돕고 상처가 흉터가 되는 것을 막는 힘이 있기 때문이다. 작은 상처는 피부 속으로 자연스럽게 스며들게 하고, 화상처럼 큰 상처를 입은 피부의 회복을 촉진한다. 이 모든 능력은 혈액순환과 연결이 된다.

비타민 E는 혈액이 응고되는 것을 막고 나쁜 콜레스테롤의 산화를 막아 혈전을 예방하는 작용도 있다. 뭉친 혈액을 풀어주고 혈관을 확장시켜서 혈액순환이 잘 되게 한다. 그래서 피부에도 좋지만 고혈압이나 심장병, 특히 허혈성심장질환과 심장발작의 위험을 낮춰준다. 손발이 차거나 자주 저린 사람, 어깨와 목이 결릴 때도 유용하다. 갱년기 여성과 임산부의 유산 방지에도 도움이 된다.

콩류, 견과류, 식물성기름에 풍부

비타민 E는 콩이나 견과류, 식물성기름 등에 충분히 들어있지만 혈압이 높거나 육류나 튀김을 좋아한다면 비타민 E를 따로 복용하는 것이 좋다. 육류와 튀김 등의 포화지방산이 혈전이 잘 생기게 할 수 있기 때문이다. 또한 혈액순환이 잘 안 돼서 다리에 경련이 잘 생기거나 근육이 잘 굳는 사람에게도 유용하다.

반대로 혈전 방지를 위해 아스피린을 복용하고 있거나, 수술이 예정돼 있다면 수술 전후 2주 동안은 비타민 E를 복용해서는 안 된다. 지혈이 잘 안

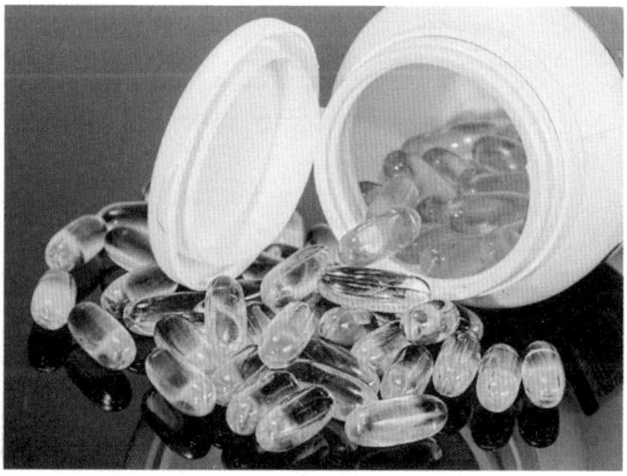

세포막과 체액 등 조직을 보호하고 세포 노화를 지연시켜 젊음을 유지시킨다. 피부에도 좋지만, 혈액 응고를 막고 혈관을 확장시켜 혈액순환을 도우므로 고혈압이나 허혈성심장질환의 위험을 낮춰주는 효과도 크다.

될 수 있기 때문이다.

비타민 E도 지용성 비타민이라서 체내에 축적된다. 주로 간이나 지방조직, 심장, 근육, 고환, 자궁, 혈액, 부신, 뇌하수체 등에 저장되는데 비타민 A와는 달리 독성 위험은 거의 없다. 다른 지용성 비타민과 달리 짧은 시간 동안만 체내에 저장되고 1일 섭취량의 약 60~70%는 몸 밖으로 배출된다. 그러므로 매일 꾸준히 복용하는 것이 좋다. 만약 철분제 중 황산 제1철이 함유된 영양제를 먹고 있다면 그로부터 8시간 지난 뒤에 복용해야 한다. 무기 철분이 비타민 E를 파괴하기 때문이다. 비타민 E 하루 섭취량은 400IU~800IU 정도가 적당하다.

비타민 D가 풍부한 식품

식물성기름(콩기름, 참기름, 들기름, 올리브유, 포도씨유, 달맞이꽃유 등),
견과류(호두와 잣 등), 푸른 잎채소(시금치, 아스파라거스, 케일 등)
현미, 달걀 등

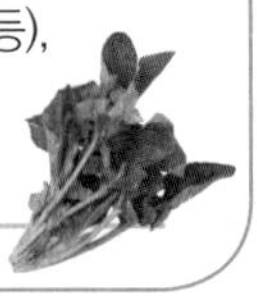

오메가 3·6·9 : 콜레스테롤 줄이고 세포성장 돕는 고마운 지방

염증 차단, 두뇌활동에 도움

기름은 비만과 콜레스테롤의 주범이지만, 식물성기름은 좀 다르다. 식물성 지방은 대부분 불포화지방산으로 동맥에 콜레스테롤이 쌓이는 것을 막고 포화지방을 태워 살이 빠지는 데 오히려 도움이 된다. 육류와 유제품의 동물성 지방이 중성지방 형태로 쌓여 콜레스테롤 수치를 높여 심혈관질환 위험을 높이고 살을 찌우는 것과는 반대로 작용하는 것이다.

일단 '오메가'가 붙으면 여러 면에서 건강에 유익하다. 오메가 3·6·9로 불리는 식물성기름이 그렇다. 혈중 콜레스테롤 수치를 낮추고 염증을 억제해 '고마운 지방'이라 불리기도 한다. 세포가 성장하는 것을 돕고, 머리카락을 윤기 있고 건강하게 유지시키기도 한다. 엑스레이 방사선의 영향을 막아주 오메가 3는 DHA와 EPA로 구성되어 있다. 머리가 좋아지는 성분으로 알려진 DHA는 실제 뇌 신경계와 망막의 구성 성분이다. 그래서 뇌세포의 기능과 기억, 학습능력을 증가시켜 치매와 알츠하이머 개선에도 도움이 된다.

기도 한다. 그렇다고 불포화지방산만 섭취할 필요는 없다. 전체적으로는 불포화지방과 포화지방을 2:1 비율로 섭취하는 것이 바람직하다.

오메가 오일을 지용성 비타민인 비타민 E와 함께 섭취하면 흡수율은 높이고 섭취되는 열량은 낮출 수 있어 더욱 좋다. 오메가 3·6·9는 불포화지방산으로 산화되기 쉬운데, 항산화작용을 하는 비타민 E가 오메가 오일의 산화를 막아줄 수 있다. 하지만 비타민 E와 마찬가지로 아스피린과 같은 혈액응고를 막는 약을 복용하고 있거나 수술을 앞두고 있다면 섭취하지 말아야 한다.

오메가 오일은 콩기름은 물론 아보카도나 땅콩, 호두, 아몬드와 같은 고소한 견과류에도 풍부하다.

오메가 3, 치매·고지혈증 예방

우선 오메가 3는 DHA와 EPA로 구성되어 있다. 머리가 좋아지는 성분으로 알려진 DHA는 실제 뇌 신경계와 망막의 구성 성분이다. 그래서 뇌세포의 기능과 기억·학습능력을 증가시켜 치매와 알츠하이머 개선에도 도움이 된다. 또한 눈의 망막을 보호한다. DHA의 또 다른 효능은 고지혈증을 유발하는 중성지방을 줄여준다는 것이다. 간에서 중성지방이 합성되는 것을 막아 혈액이 굳는 것을 방지하고 혈전 용해작용에도 관여한다. 결과적으로 혈액순환을 원활하게 해준다.

EPA의 대표적인 기능은 콜레스테롤을 낮춰 혈액이 끈끈해지는 것을 막아주는 것으로, 혈액순환에 도움이 된다. 또한 염증을 차단하는 역할도 한다. 피부에 상처가 났을 때 생기는 급성 염증은 면역계가 유해물질의 침입을 막으려고 일으키는 정상적인 방어작용이지만, 염증반응이 오래되면 혈관에서는 동맥경화성 변화가 일어나고, 림프구가 지나치게 활발해지면서 알레르기성 질환이나 자가면역질환을 불러일으키기도 한다. 상처로 인한 염증뿐 아니라 스트레스나 과로로 인해 체내의 염증 수치가 올라가는 경우에도 EPA가 염증을 막아준다.

오메가 3 보충제를 구입할 때는 전체 용량보다 DHA와 EPA가 얼마나 들

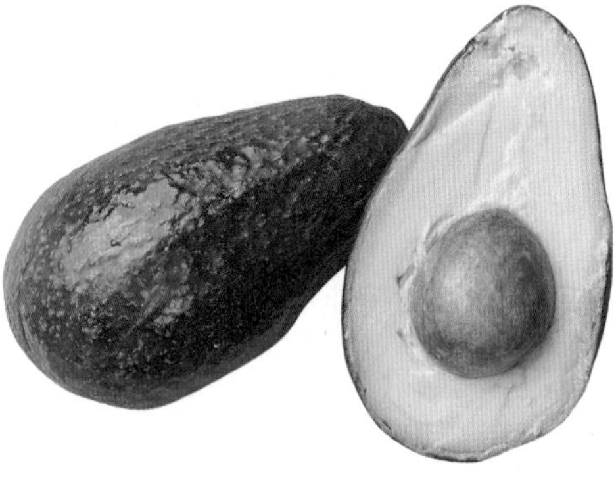

어있는지 함량구성을 살펴보는 것이 필요하다. 비타민 E와 같은 다른 식물성기름과 함께 들어있기 때문이다.

오메가 6, 혈액순환 돕고 아토피도 개선

오메가 6가 부족하면 피부염이 잘 생길 수 있다. 그래서 아토피성 피부염으로 가려움증을 호소하는 경우에는 오메가 6가 풍부한 달맞이꽃 종자유를 처방하기도 한다.

오메가 6도 혈액순환을 개선하는 효과가 있다. 콜레스테롤을 운반하는 과정에 작용하는 물질을 조절해서 나쁜 콜레스테롤인 LDL은 낮추고 좋은 콜레스테롤인 HDL은 높인다. 또한 혈소판이 지나치게 굳는 것도 막아서 혈액순환이 잘 되게 돕는다. 덕분에 생리불순이나 폐경기 증상으로 불편한 경우에도 도움이 된다. 하지만 지나치게 섭취하면 오히려 죽상경화증의 원인이 될 수도 있다.

오메가 9, LDL은 낮추고 HDL은 높이고

오메가 9는 체내에서 생성되므로 식품으로 자연스럽게 섭취하는 것으로 충분하다. 오메가 9은 LDL은 낮추고 HDL은 높이는 효과가 오메가 3보다 뛰어나다. 동맥에 쌓인 혈전을 제거하는 효과가 있어 혈액순환이 잘되게 하오메가 9는 심혈관과 뇌혈관질환의 예방에 도움이 되고, 전신의 에너지를 증가시키며 신체 활동을 증가시킨다. 화를 줄여주고 기분을 향상시켜주는 효과도 있어 알츠하이머성 치매를 앓는 환자에게 유익한 성분이기도 하다.

므로 심혈관과 뇌혈관질환의 예방에 도움이 되고, 전신의 에너지를 증가시키며 신체활동을 증가시킨다. 신경조절기능으로 화를 줄이고 기분을 향상시켜주는 효과도 있어 알츠하이머성 치매를 앓는 환자에게 유익한 성분이기도 하다.

오메가 오일은 보충제나 식품에서 오일의 성분으로 지칭하는 경우도 잦다.

오메가 3·6·9의 종류와 많이 들어있는 식품

	오메가 3	오메가 6	오메가 9
종류	리놀렌산, DHA, EPA	리놀레산, 감마리놀렌산, 아라키돈산	올레인산
함유식품	등 푸른 생선, 크릴 오일, 들기름, 호박씨	참깨, 참기름, 해바라기, 달맞이꽃, 콩기름	올리브유, 아보카도유, 카놀라유

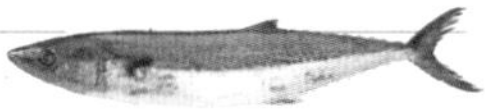

10

프로바이오틱스 : 유익균 활동 높여 장 튼튼 간도 튼튼

유산균과 유익균

보통 유산균이라 불리는 유익균(프로바이오틱스)과 유익균의 활동과 번식을 돕는 유익균의 먹이(프리바이오틱스)를 같이 섭취해야 하는 이유는 앞에서도 충분히 설명했다. 거듭 설명하지만, 장내세균총에서 유익균의 비율이 절대 우위를 유지해야 유해균의 활동을 억제할 수 있다.

유익균을 흔히 '유산균'이라고 통칭하는 것은 이들이 젖산, 즉 유산을 만들어내서 장내 환경을 산성으로 만들어주기 때문이다. 그러면 산성 환경에서 버티지 못하는 유해균들은 그 수가 감소한다. 장 속에서 유익균이 우세하면 변비가 없어지는 것은 물론 장기능이 좋아지고 간기능도 좋아진다. 반대로 장내 환경이 나빠지면 점막조직의 세포 간격이 느슨해지면서 그 틈으로 장내 찌꺼기인 노폐물과 세균, 독소가 침투할 수 있다. 점막을 통과한 세균과 독소는 혈관을 타고 우리 몸 어디든 돌아다니며 문제를 만든다. 특히 혈액의 정화를 책임지고 있는 간에 큰 부담을 줄 수가 있다.

유익균 줄어들면 대장암 위험

장내 유익균의 수를 일부러 줄이고 싶은 사람은 없겠지만, 안타깝게도 많은 사람들이 유익균이 쉽게 공격받을 수 있는 생활습관을 가지고 있다. 우선 스트레스와 과음이 장에 좋지 않은 것은 누구나 알 것이다. 알레르기 반응도 장에는 부담이다. 불규칙한 식습관과 수면습관, 과로, 흡연, 다양한 치료제의 복용 등도 장내 유익균에게 해로운 습관이다.

특히 항생제와 소염진통제를 오래 복용하면 유익균이 줄어들어 장 점막의 보호기능을 떨어뜨릴 수 있다. 따라서 염증질환 등으로 항생제와 소염제를 복용했다면 유익균을 반드시 별도의 수단으로 보충해주어야 한다. 항생제는 한 번만 사용해도 장 속의 유익균이 많이 사라지는데, 항생제로 인해 달라진 장내세균총을 정상 상태로 회복하려면 최소 9개월이 걸린다는 연구결과도 있다.

달고 기름진 음식을 좋아하는 식습관도 마찬가지다. 유해균이 많아지면 고지방·고칼로리 인스턴트식품, 과당, 술 등 유해균이 좋아하는 음식을 분해해 유독물질을 만들어내고, 이 유독물질이 장 속에 머물며 흡수되면 대장세포를 변형시켜 결국은 대장암까지 발생될 수 있다. 또한 유해균은 고지

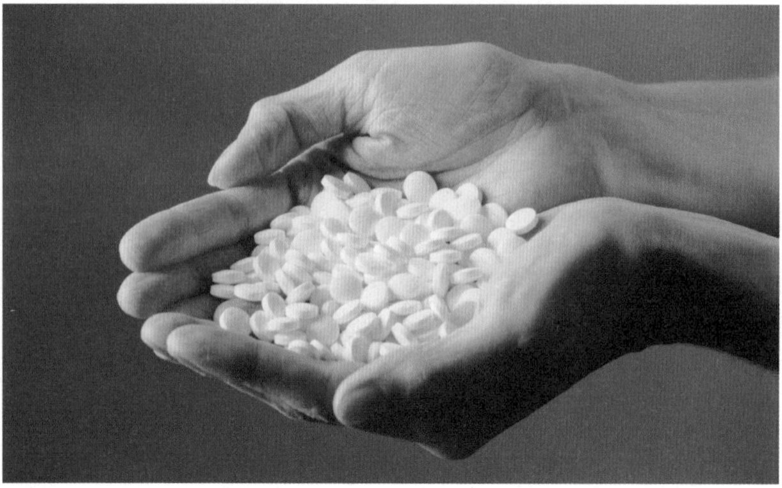

방 음식들을 분해해 내장비만을 만드는 일도 거든다.

장내에 유익균이 풍부하면 비만과 멀어질 수 있다. 지방대사가 촉진되면서 자연스럽게 지방은 줄어들고 콜레스테롤은 낮아진다. 덕분에 당뇨와 고혈압 위험도 낮아진다. 감기에 걸리더라도 앓는 기간 짧다는 연구결과도 있다.

발효식품에 담긴 인류의 지혜

세계적으로 고유의 문명을 가진 민족들은 그들 고유의 전통음식 중에 모두 한두 가지 이상의 발효식품을 포함하고 있다. 음식에서 발효를 일으키는 유익균들은 사람들의 뱃속으로 들어가 장 건강을 지키고 면역력을 유지하는 바탕이 되었다. 곧 각 종족의 생존을 지켜온 생명의 원천이라고도 말할 수 있을 것이다.

우리 한국인의 전통음식 가운데도 김치와 된장, 청국장 같은 발효식품 등이 포진해 있어 잘 먹기만 하면 필수 유산균을 보충하기에는 충분하다. 하지만 이러한 전통음식을 충분히 먹는 사람은 오늘날에는, 특히 도시인들 가운데는 그리 많지 않다. 단일식품으로 간단히 유익균을 섭취하기에는 우유를 발효시킨 요구르트가 좋은 방법일 수 있다. 그런데 유익균을 충분히 섭취할 정도로 먹으려면 매번 많은 양을 먹어야 한다는 단점이 있다. 우유를 발효시켜 만들므로 너무 많은 양을 먹다보면 덩달아 지방을 과다 섭취할 수가 있다. 시판되는 요구르트 제품은 입맛에 맞추기 위해 여러 가지 단맛을 첨가한 경우도 많다.

이러한 문제를 피해 더욱 간단히 요구르트의 유익균을 섭취할 수 있는 방법이 유익균만 모아 농축해 만드는 프로바이오틱스 제품들이다.

유익균의 먹이 프리바이오틱스, 함께 섭취해야 효과

유익균은 가루나 알약으로 되어있지만 사실 살아있는 '균'이다. 그래서 프로바이오틱스를 먹을 때는 그것이 장에 정착할 때까지 먹고 버틸 수 있는 비상식량을 함께 섭취하는 것이 좋다. 이후에도 해당하는 균이 좋아하는 먹이가 되는 음식들을 신경 써서 섭취하는 것이 균의 번식과 활동에 도움이 된다.

유익균의 먹이인 프리바이오틱스는 주로 프락토올리고당과 같은 식이섬유 성분이다. 유익균의 종류마다 선호하는 먹이가 다르므로 다양한 성분에 유익균을 흔히 '유산균'이라고 통칭하는 것은, 이들이 젖산 즉 유산을 만들어 장내 환경을 산성으로 만들기 때문이다. 그러면 산성 환경에서 버티지 못하는 유해균들은 그 수가 감소한다.

서 추출한 프리바이오틱스가 들어간 제품을 선택하는 것이 좋다. 또한 유익균(프로바이오틱스)과 그의 먹이(프리바이오틱스)는 시차를 두고 따로 먹는 것보다 동시에 섭취하는 것이 훨씬 효과적이다.

요즘은 질염을 예방하는 여성유산균, 살 빼는 유산균 등 특정 목적이 강한 기능성 유산균 제품도 다양하게 나와 있다. 질에서 생존하는 유익균, 지방대사에 뛰어난 유익균이 따로 있기는 하지만, 기본적으로 장내에 다양한 종류의 유익균들이 잘 자리 잡고 있다면 자연스럽게 다양한 효과를 얻을 수 있다.

유익균이 장으로 들어가기 위해서는 소화기관을 거쳐야 하므로, 위산과 담즙산의 공격에서 살아남아 장까지 가기 위해서는 한꺼번에 많은 양을 섭취하는 게 유리하다. 우리나라 식약처는 유익균의 수 1억 마리 이상 100억 마리까지 포함한 제품을 유효한 프로바이오틱스 제품으로 허가해주고 있다. 유통기한까지 살아있는 균의 수가 기준이다. 대부분 바이오틱스 제품은 상온에 보관할 수 있고, 복용시간도 별 문제가 되지 않는다. 식전이나 식후 관계없이 편한 시간에 섭취하면 되는데, 매일 복용하는 경우 기왕이면 일정한 시간을 정해놓고 먹는 것이 장내 항상성을 유지하는 데 유리하다. 단, 제재에 따라서는 균의 수를 유지하기 위해 냉장보관을 권하는 제품도 있고, 공복일 때 섭취하는 것이 유리한 것도 있다.

또 식습관과 생활습관에 따라 자기 몸에 잘 맞고 잘 정착하는 균의 종류가 다르므로 사용 후 효과를 체크하면서 자기 몸에 특히 잘 맞는 제품을 파악해두는 것도 좋다. 일반적으로는 한국인의 특성에 잘 맞는 국내 제품을 선택하는 것이 좋다.

유익균이 풍부하거나 좋아하는 식품

김치·된장·청국장·요구르트 등 발효식품, 프락토올리고당, 아티초크, 치커리 뿌리, 대두, 초유 단백, 사과 껍질 등 식이섬유가 풍부한 식품

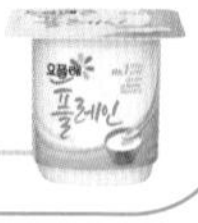

11

엽산 : 임신 수유기에 필수적인 체세포 조성 성분

기형아 출산, 조산 예방해 임신 전 복용 필수

미국에서는 식품용 밀가루에 반드시 엽산을 첨가하도록 하고 있다. 엽산은 기형아 출산, 조산이나 유산을 예방하고 젖 분비량을 늘리기 때문에 임산부와 수유부에게 꼭 필요한 비타민이다. 엽산이 세포분할에 꼭 필요한데다, 코발라민(비타민 B12)과 결합해 태아의 성장발달과 적혈구와 핵산(RNA, DNA) 생산에 핵심적 역할을 하기 때문이다. 또한 면역체계를 자극해 항체를 만들어내게 하고, 뇌에서는 신경전달물질인 노르아드레날린 분비를 촉진시킨다.

기형아를 막는 엽산의 효과를 제대로 얻으려면 임신 초기에 복용해야 한다. 특히 이분척추 같은 신경관 결손증 아기가 태어나는 것을 예방하려면 기형아를 막기 위해 임신 초기에 엽산을 복용해야 한다. 임신 4~5주 무렵이면 이미 아기의 기형이 결정될 수 있으므로 임신을 계획 중인 여성은 엽산을 미리 복용하는 것이 좋다.

임신 3개월 이전부터 매일 권장량의 2배를 복용하는 것이 도움이 된다. 임신을 계획 중인 여성은 미리부터 엽산을 미리 복용할 수 있겠지만, 그렇지 않은 경우 뒤늦게 임신 사실을 알게 되는 4~5주 무렵이면 이미 아기의 기형이 결정될 수 있으므로 혹시 모를 기형아 출산에 대비해 미국에서는 자주 먹는 밀가루에 엽산을 첨가하도록 한 것이다. 우리나라에서 전 국민의 충치를 예방하기 위해 수돗물에 주기적으로 불소를 추가하는 것과 같은 조치다.

엽산은 적혈구 생산의 핵심이기는 하지만 코발라민(비타민 B_{12})이 결핍된

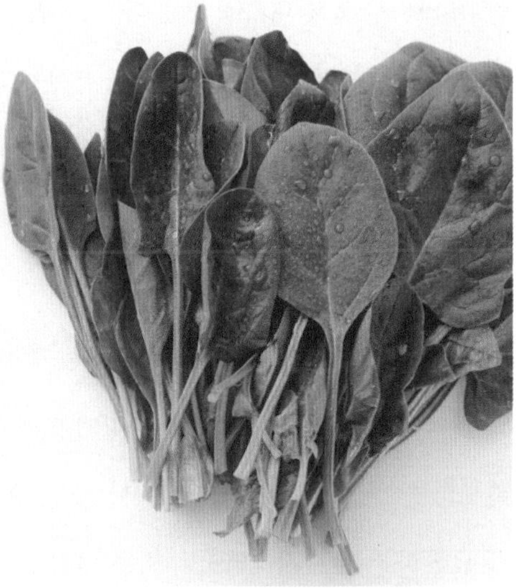

매일 엽산을 피리독신과 함께 복용하면 심장발작 위험을 42%나 줄일 수 있다는 연구결과가 있다. 혈전을 막아 심혈관질환 확률을 낮춰주기 때문이다. 그밖에 입안에 생기는 염증을 예방하고 천연진통제 역할도 한다.

상태에서는 오히려 빈혈을 유발할 수도 있다. 또한 다른 미네랄의 활동에 지장을 줘 면역력을 떨어뜨리고, 상처의 치유를 더디게 할 수 있다.

신진대사 돕는 비타민 B군의 한 종류

엽산은 비타민 B군의 한 종류다. 그래서 비타민 B군의 기본적인 역할인 탄수화물, 단백질 대사를 돕는다. 비타민 B군은 우리 몸의 모든 신진대사에 관여하는 조효소의 성분이므로 부족하면 소화도 안 되고 피로도 안 풀리는 등 신진대사 전체가 느려진다. 비타민 B군은 소장에서 흡수되는데, 각 성분이 서로 흡수를 도우면서 경쟁적으로 흡수된다. 그러므로 비타민 B군 전체의 양이 균형을 이루어야 한다.

엽산을 비타민 B군의 다른 성분과 함께 섭취할 때 건강상의 여러 가지 유익이 더해질 수 있다. 매일 엽산 400mg과 피리독신(비타민 B_6) 2~10mg을 복용하면 심장발작 위험을 42%나 줄일 수 있다는 연구결과도 있다. 혈전을 유발하는 호모시스테인 수치를 낮춰 동맥경화와 같은 심혈관질환 확률을 낮춰주기 때문이다. 입안에 생기는 염증을 예방하고 천연진통제 역할도 한다. 판토텐산(비타민 B5) 역시 비타민 B군의 일종으로, 엽산이 만들어지는 것을 돕는 파라아미노벤조산PABA과 함께 먹으면 흰 머리가 늦게 생기며, 피부를 곱게 만들어 주기도 한다. 한편 비타민 C를 많이 섭취하면 엽산이 배설되는 양이 많아지므로, 비타민 C의 섭취량이 많다면 엽산 섭취량도 늘리는 것이 좋다.

엽산이 풍부한 식품

골드 키위, 케일, 브로콜리, 부추, 파슬리, 시금치, 호박, 당근 등의 녹황색 채소
(다만 가공, 저장, 조리 중 산화되기 쉽다), 녹두, 땅콩, 간,
달걀노른자, 멜론, 살구, 아보카도, 콩, 밀가루, 진한 호밀가루 등

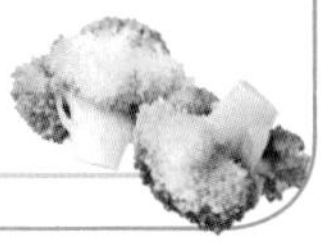

멜라토닌 : 햇빛 받으면 생성되는 미량원소

인체의 휴식과 숙면에 도움

미국에서는 비타민 C를 비롯한 여러 건강보조식품을 마트에서도 구입할 수 있다. 그중에 멜라토닌 제제도 포함된다. 인체의 휴식과 숙면에 도움이 되는 멜라토닌을 누구나 쉽게 구할 수 있는 것이다. 우리나라에서는 여전히 의사의 처방을 받아야 살 수 있다.

필자도 불면증을 호소하는 환자에게 멜라토닌을 처방하곤 하는데, 처방에 앞서 먼저 낮에 야외에서 햇빛을 받으며 충분히 걷기를 권한다. 그리고 멜라토닌이 풍부한 식품을 꼭 섭취하도록 줄줄 읊어준다. 체리, 달걀, 토마토, 바나나가 그것인데 그중에서도 체리가 왕이다.

체리 약 20개에는 멜라토닌이 5~10mg 정도 들어있다. 싱싱한 체리 20알

체리 약 20개에는 멜라토닌이 5~10mg 정도 들어있다. 싱싱한 체리 20알이면 숙면을 취하는 데 충분한 도움이 된다.

이면 숙면을 취하는 데 충분하다. 다만, 체리는 과일 중에서도 비싼 편이며, 수입식품으로 농약에 오염되었을 우려가 있고, 여름이 아니면 만나기 힘들다는 단점이 있다. 체리 대신 구하기 쉬운 토마토나 바나나, 달걀을 먹는 것도 도움이 된다. 단, 눕기 직전에 너무 많이 먹으면 소화가 안 돼 오히려 잠드는 것을 방해할 수 있다는 점을 명심해야 한다.

멜라토닌이 풍부한 식품

체리, 달걀, 토마토, 바나나

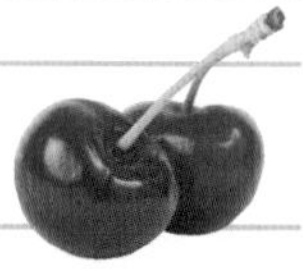

H O W

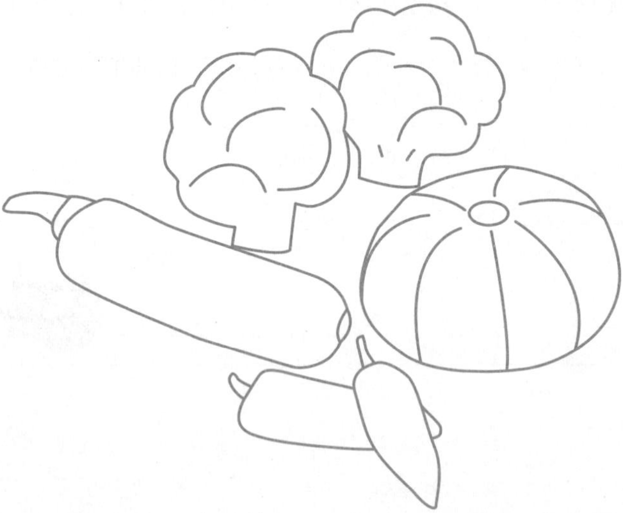

8장

면역을 높이는 일상식사

프랑스의 어느 지역에는 당뇨에 효험이 있다고 알려진 약수가 있다고 한다. 그런데 아무리 연구를 해도 당뇨에 효과적인 이유를 의학적으로 명백하기 밝혀내지는 못했다. 그 지역 물에 석회질이 풍부한 영향인 것 같기는 한데 석회질이 얼마나 풍부하기에 당뇨병에 영향을 미치는지, 구체적으로 어떤 영향을 미치는지 아직 분석해내 못한 것이다.

어떤 성분이 의학적으로 효능을 입증받으려면 그것이 체내에서 어떤 작용을 하는지, 그 양이 얼마만큼일 때 작용을 일으키는지 명백하게 분석되어야 한다. 하지만 물에 들어있는 미량원소들이 체내에서 어떤 작용을 하는지, 각각의 성분들이 어떤 비율로 섞여 흡수됐을 때 원하는 효과가 일어나는지 등등 세세하고 정확하게 분석하기란 쉽지 않다.

이런 경우는 드물지 않다. 사과를 예로 들어보자. 비타민 C만 놓고 보면 사과보다 보충제 한 알에 비타민 C 함량이 수십 배 더 많지만, 실제 감기에 더 효과적인 것은 사과 한 알이다. 새콤달콤한 사과에는 비타민 C 외에도 펙틴과 식이섬유, 플라보노이드와 같은 여러 성분이 함께 들어있다. 이 성분들이 동시에 흡수되었을 때 체내에서 시너지 효과를 일으키는 것이다.

몸에 좋은 성분을 가능하면 식품으로 섭취하라는 것은 바로 이 때문이다. 같은 영양소라도 인공 추출된 보충제보다는 식품으로 섭취하는 것이 바람직하다.

물 : 체내 수분 부족하면 몸도 시든다

인체 구성 성분의 70%를 차지하는 물

우리 인체를 구성하고 있는 성분의 70%는 물이다. 이는 성인 기준으로, 나이가 어릴수록 체내 수분 비율은 더 높다. 우선 혈액의 94%가 물이며 림프액의 대부분도 수분이다. 조직별로 보면 뇌와 심장, 근육의 75%가 물로 되어있고, 폐와 간은 86%, 신장은 83%, 연골은 80%가 물로 이루어져 있다. 물은 체온을 조절하고, 체액의 pH를 중성이나 알칼리성으로 유지한다. 조직뿐 아니라 세포 내부도 수분으로 가득하다. 지방세포는 물론 지방분자의 10%도 물이다.

나이가 어릴수록 체내 수분 함량이 더 높다는 것은 뒤집어 말하면 나이가 들수록 몸속의 수분이 줄어든다는 의미다. 체내의 수분이 부족하면 우리 몸도 시들어간다. 노화가 빨라지고 수분 부족으로 여러 가지 질환이 생긴다.

물은 혈액과 조직액의 흐름을 원활히 유지하는 데 필요하다. 이는 몸이 각 조직에 필요한 영양소와 산소를 공급하고 노폐물을 수거해 대소변으로 배출시키는 작용에 중요하다. 체내 수분이 부족해지면 이 흐름이 원활하지 않게 된다. 중요한 것은 '흐름'이다. 음식물을 통해 흡수된 영양소는 간에 저장됐다가 혈액을 통해 필요한 부위로 전달된다. 뇌의 명령 없이도 자동으로 진행되는 이 과정을 '세포 간의 정보 전달'이라고 한다. 끊임없이 정보가 흐르는 우리 몸속 통신망의 기반이 바로 수분이다. 몸속에서 물이 부족해진다는 것은 바로 통신 과정에 문제가 생긴다는 의미다. 그러면 설사 몸 안에 물이 충분해도 세포는 목마른 상태일 수 있다.

세포 단위에서 보자면 수분은 세포 안(세포내액)과 밖(세포외액)은 물론, 세포 사이(세포간질액)에도 존재한다. 대부분 수분은 혈액이나 림프액 같은 세포외액에 존재하며, 세포내액에 그다음으로 많이 존재한다. 가장 이상적인 상태는 수분이 혈액의 94%, 세포 내부의 75%를 차지할 때다. 이럴 때 세포 안팎의 수분량 차이로 인해 세포 밖에

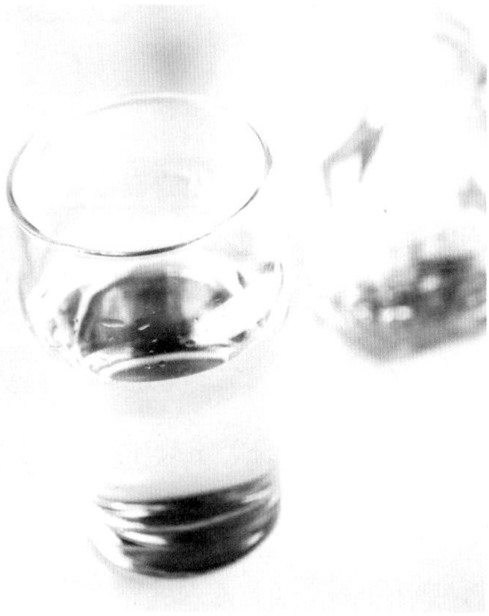

인체에 들어있는 물의 분포

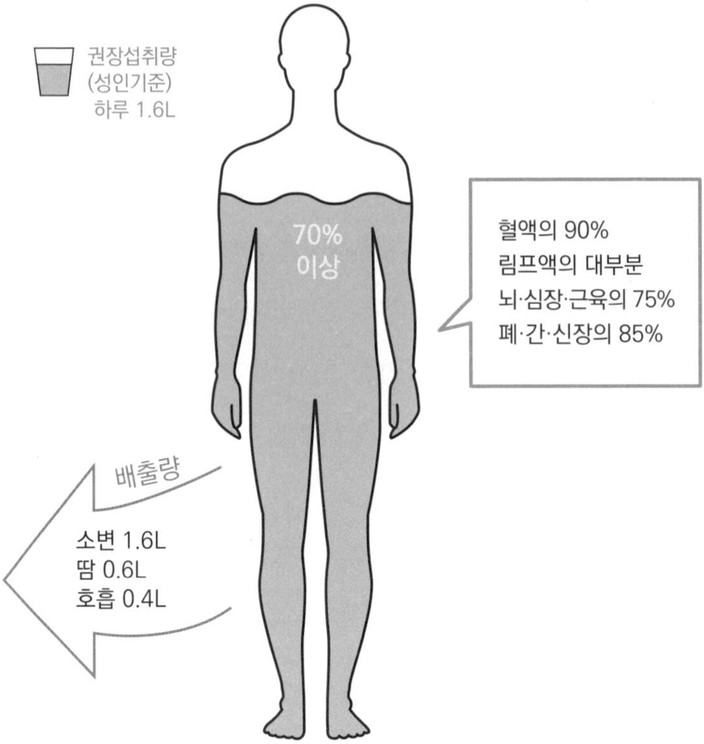

서 세포 안으로 삼투압 현상이 일어나며, 이를 통해 수분과 영양소가 전달된다. 수분이 밖에서 안으로 들어가려면 세포막을 넘어가야 한다. 세포막은 지방분자로 되어있어서 수분이나 다른 물질이 쉽게 넘나들 수 없다. 완전히 막힌 것은 아니고 지방분자들이 끊임없이 위치를 바꾸는 과정에서 순간적으로 미세한 구멍이 생기곤 한다. 세포막 밖에 있던 물은 이때를 틈타 세포 안으로 들어가는데, 이때도 조건이 있다. 세포막의 미네랄 이온 농도에 따라 수분 출입을 통제하는 것이다. 칼륨은 세포 안에서, 나트륨은 세포

밖에서 서로 수분을 끌어당긴다. 결국 미네랄 농도, 그중에서도 칼슘과 나트륨 농도가 잘 맞아야 수분이 세포 안으로 쏙 들어갈 수 있다. 이온음료가 갈증 해소에 뛰어난 것은 미네랄 농도가 잘 맞춰져 있어 세포 속까지 수월하게 흡수될 수 있어서다. 그런데 너무 짜게 먹었다면 세포막 밖의 나트륨이 수분을 더 많이 차지하면서 세포 내부는 마르게 된다.

세포가 건조해지면 노화가 빨라진다

세포의 갈증은 나이 들수록 심해진다. 실제로 20대와 70대의 세포외액과 세포내액의 수분 차이는 1 : 1.1에서 1 : 0.8로 줄어든다는 연구결과도 있다. 나이가 들면 세포가 건조해지기 쉽고, 세포가 건조해지면 노화가 더 빨리 진행되는 일종의 악순환이 이루어지는 것이다.

체내 수분량이 4~5%만 부족해져도 목이 마르고 쉽게 피곤을 느끼게 된다. 어지러움을 느끼거나 집중력이 약화되고 근육량도 줄며 변비도 생긴다. 기관지나 코의 점막이 건조해져 감기에 잘 걸리고, 소변량이 줄면서 요로결석의 위험이 증가하며, 입안이 말라 입 냄새가 심해지기도 한다. 체내의 수분부족은 또 노폐물의 배출에 불리한 환경을 조성하므로, 발암물질 쌓여 암이 발생할 가능성도 높아진다.

체내 수분량의 10%가 부족해지면 심근경색증, 심장마비 위험이 급증하며 20% 이상을 잃어버리면 생명이 위태로워진다.

수분이 부족하면 기관지나 코의 점막이 건조해져 감기에 잘 걸리고, 소변량이 줄어 요로결석의 위험이 증가하며, 입안이 말라 입 냄새가 심해지기도 한다. 노폐물 배출이 잘 안 돼 발암물질이 쌓이게 되어 암이 발생할 가능성도 높아진다.

하루 필요량 1.6L는 마시는 물로 보충한다

이 모든 것을 막는 가장 간단하고도 확실한 방법은 단 한 가지, 물을 충분히 마시는 것이다. 성인의 경우 하루 동안 대소변으로 1.6L, 땀으로 0.6L의 수분이 빠져나간다. 숨을 내쉴 때 수증기로 배출되는 양이 0.4L 정도니 하루 수분 배출량은 2.6L 정도가 된다.

매일 음식과 과일을 통해 섭취하는 수분은 1L 정도니, 최소 1.6L 정도는 직접 마시는 물로 보충해주어야 한다는 계산이 나온다. 그런데 대부분 사람들은 정해진 식사 외에도 온종일 여러 가지 음료를 마시고 있다. 낮에는 커피와 차, 해가 지면 술을 마신다. 하지만 이런 음료들의 수분은 흡수되는 수분이 아니다. 커피나 차에 들어있는 카페인과 알코올은 이뇨작용을 하기 때문이다. 여기에 담배까지 피우면 호흡기 점막의 수분까지 증발된다. 결국 사람마다 필요한 수분의 양은 제각기 다른 것이다.

필요한 수분량의 적정 기준은 체중 1kg당 30mL다. 체중이 50kg인 사람은 하루에 1.5L를 기본으로 마시되 자신의 생활습관에 따라 적절히 추가하면 된다. 평소 일상적으로 커피 두 잔을 진하게 마시는 사람은 커피 양의

1.5~2배의 물을 더 마셔야 한다. 덥거나 건조한 날씨, 운동을 하느라 땀을 많이 흘렸을 때는 평소보다 조금 더 마시는 것이 좋다. 반면 수분이 풍부한 과일과 채소를 많이 먹었거나 땀이 거의 나지 않는 겨울에는 평소보다 물을 덜 마셔도 괜찮다.

나이가 들면 의식적으로 물 마시는 습관을 들이는 것이 좋다. 나이가 들수록 체내 수분량이 줄어드는 데다 갈증에 대한 감각 자체가 둔해지기 때문이다.

갈증과 배고픔을 혼동하는 경우도 있다. 실제로는 물이 부족한데 이를 배가 고프다고 느껴 음식을 더 찾게 되는 경우다. 평소 물을 충분히 마시면 이러한 세포의 착각은 줄어든다.

소변 보는 횟수도 기준으로 삼을 만하다. 소변 보는 횟수가 하루 4~6회 정도면 물을 적당히 마시고 있다고 볼 수 있지만, 2회 이하라면 마시는 양이 부족하다고 생각하면 된다.

물을 충분히 마시면 건강하게 살도 빠진다. 몸속 노폐물의 배출이 잘 되기 때문이기도 하고, 목마름을 배고픔으로 착각하지도 않기 때문이다. 가장 좋은 것은 물이 필요한 생활을 하는 것이다. 운동으로 땀을 흘리고 나면 저절로 물컵에 손이 갈 것이다.

적당한 찬물이 지방 연소에 유리

물은 음식을 통해 흡수하는 것이 가장 좋지만 부족한 만큼은 꼭 보충해

소변보는 횟수가 하루 4~6회 정도면 물을 적당히 마시고 있다고 볼 수 있지만, 2회 이하라면 마시는 양이 부족하다고 생각하면 된다.

야 한다. 음식 속의 물과 영양분을 함께 받아들이면 세포는 식후 30분 만에 활력을 찾을 수 있다. 특히 과일이나 채소에는 뿌리로 물을 빨아들일 때 함께 흡수한 칼슘과 셀레늄, 철과 같은 유기 미네랄도 함께 들어있다. 채소 중에서는 배추나 상추류에 특히 수분이 풍부하다. 채소 반찬을 많이 먹거나 식후에 과일을 먹는 것은 수분을 섭취하는 좋은 습관이다.

단, 식사 중 물을 마시는 것은 좋지 않다. 소화액을 희석시켜 오히려 소화에 방해가 되기 때문이다. 국물을 많이 마시는 것도 마찬가지다. 같은 이유로 식사 전후 30분 이내에 물을 마시는 것도 피하는 것이 좋다. 반대로 공복일 때 물을 마시면 포만감이 생겨 과식을 막을 수 있다. 특히 아침에 일어나자마자 물을 마시면 밤새 몸속에 쌓인 노폐물을 몸 밖으로 빨리 배출시킬 수 있다. 쉬고 있던 장에 자극을 줄 수 있어 변비 해소에도 상당히 좋다.

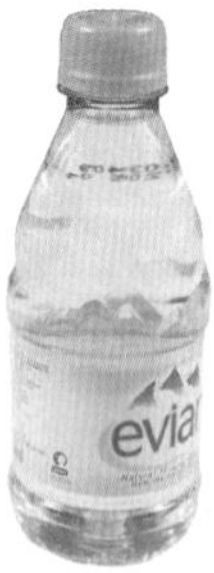

운동을 시작하기 30분 전에 물을 마시는 게 땀 배출에 도움이 되고, 땀을 많이 흘리더라도 혈액이 끈적해지는 것을 막을 수 있다. 같은 이유로 고혈압이라면 목이 마르지 않더라도 물을 적극적으로 마시는 것이 좋다.

물을 마실 때는 적당히 찬물이 좋다. 맛도 좋고, 교감신경을 자극해 신체를 보다 활동적이고 지방 연소에 유리하게 만들 수 있기 때문이다. 다만, 얼음물처럼 너무 차갑게 마시면 위장에 부담이 되는 것은 물론 수분이 흡수되지 않고 위에 고여 있게 될 수 있다. 시원하게 느낄 정도의 차가운 물이면 충분하다. 마실 때도 단번에 벌컥벌컥 들이키는 것보다 홀짝홀짝 조금씩 마시는 것이 좋다. 평소에는 그냥 맹물을 마시는 것으로 충분하다. 이온음료가 필요한 것은 축구나 마라톤같이 격렬한 운동으로 땀을 흠뻑 흘렸을 경우다. 미네랄이 부족하지 않은 일반적인 상황에서는 이온음료의 흡수력도 일반 물과 다를 바 없다. 주스는 소화 흡수 과정을 거쳐야 해서 갈증 해소에는 도움이 안 되고, 탄산음료는 몸속에서 가스를 만들어내서 좋지 않다.

다만 신장기능이 떨어져 있는 경우는 수분과 염분을 제대로 배출할 수 없으므로 물을 적게 마셔야 한다. 간경화가 있는 경우에도 부종이 잘 생기므로 물을 조금 마시는 것이 낫다.

물은 색도 없고 맛도 없고 냄새도 없지만, 그렇다고 독성까지 없는 것은 아니다. 물도 한 번에 지나치게 많이 마시면 문제가 된다. 우리 몸은 늘 같은 상태를 유지하려는 항상성을 갖고 있다. 물을 갑자기 지나치게 마시면 전해질 중 나트륨이 부족해지면서 저나트륨혈증에 빠져 몸이 붓고, 두통과 피로를 느끼며, 심한 경우 정신을 잃게 될 수도 있다. 그렇다면 짠 음식을 먹은 후에 물을 많이 마시면 항상성이 유지될까? 그것도 아니다. 위에서 언급했듯 나트륨은 수분을 끌어들인다. 결과적으로 필요 이상으로 몸에 물이 너무 쌓여 부종이 생기고 살도 찐다. 라면을 국물까지 다 먹고 자면 붓는 것과 같은 이치다.

수분 부족 자가진단

- ☐ 하루에 소변을 보는 횟수가 3회 미만이다.
- ☐ 눈물이 잘 안 나고 눈이 뻑뻑하다.
- ☐ 피부(특히 손등)를 잡아당겼다 놓았을 때 바로 원상회복되지 않는다.
- ☐ 하루에 마시는 물의 양이 큰 컵으로 6컵 이하다.
- ☐ 혀를 내밀고 손가락으로 혀를 찍어봐도 침이 거의 묻어나지 않는다.
- ☐ 입술이 건조하거나 잘 튼다.
- ☐ 피부가 매끄럽지 않고 건조하다.
- ☐ 콧물이 잘 안 나고 항상 코가 건조하다.
- ☐ 갈증을 자주 느낀다.
- ☐ 분당 맥박수가 100 이상이다.
- ☐ 저혈압(90/60 이하)이다.
- ☐ 종종 어지럽다.
- ☐ 변비가 있다.
- ☐ 나이에 비해 주름이 많다.
- ☐ 머리가 잘 빠진다.
- ☐ 쉽게 피곤해진다.

* 밑줄 친 것 중 한 가지에만 해당해도 체내 건조가 심각한 상태이다.

* 1~4개 사이 – 약간 건조한 상태

하루 1~2컵 정도의 물을 더 마시도록 한다.

* 5개 이상 9개 이하 – 중간 정도 건조한 상태

심각한 정도는 아니지만 몸이 점점 마르고 있으므로 갈증을 느끼지 않더라도 물을 마시는 습관을 들이도록 한다.

* 10개 이상 – 체내 건조가 심각한 상태

노화나 질병이 이미 진행 중일 수도 있다. 평소 생활습관이 몸을 건조하게 하지 않았는지 돌아보고, 신경 써서 물을 마셔야 한다. 몸을 촉촉하게 만들려면 수분 섭취에 신경을 써야 한다. 잘 붓는 편이라면 식습관과 운동에도 신경을 써야 한다.

마늘 : 항균·항염·항암효과 '최강자'

2000년대 초반 사스 바이러스가 세계를 휩쓸었을 때 유독 대한민국에서는 사스 발생률이 낮았던 이유는? 우스갯소리지만 한국의 사스 방어 일등공신은 바로 마늘이라는 설이 있었다. 한국인이 일상적으로 먹는 김치에는 천연 항생제인 마늘이 많이 들어있어 면역력을 높이는 데 도움이 됐다는 것이다. 아주 틀린 말은 아니다.

매운맛 알리신이 천연항생제

사스도 막아내고, 전설 속에서는 곰(웅녀)을 사람으로 만들기도 한 신비로운 식품 마늘의 정수는 매운맛에 있다. 마늘을 으깨거나 익히면 마늘 속의 알린 성분이 자기방어 물질인 알리신으로 바뀐다. 알싸한 매운맛을 내는 알리신은 12만 배 묽게 희석해도 결핵균이나 디프테리아균, 이질균, 티푸스균, 임균 등에 대한 항균작용을 할 정도로 강력하다. 인플루엔자 바이러스를 죽이거나 무력화시키는 항바이러스 작용도 한다. 그래서 한때 러시아에서는 인플루엔자 박멸을 위해 정부가 나서서 마늘을 500톤이나 수입하기도 했다. 실제로 마늘은 항생제가 발견되기 전 거의 모든 염증 치료에 사용되기도 했다. 위 속의 세균을 막아 위염 예방에도 효과적인데, 위암의 원인인 헬리코박터 파일로리균 예방에도 도움이 된다.

알리신은 활성산소를 강력하게 억제해 혈전이 생기는 것을 막고, 콜레스테롤 수치를 낮추며, 모세혈관을 확장시켜 혈압도 내려가게 한다. 그래서 동맥경화를 줄이며 심장발작과 뇌졸중 예방에 도움이 된다. 마늘의 혈액순환 촉진 효과와 관련된 연구논문은 무수히 많다. 그중에는 마늘의 알리신을 셀레늄, 비타민 E와 함께 복용하면 남성 생식기 모세혈관의 순환이 좋아져 불임증에 효과가 있다는 연구도 있다. 마늘에는 섹스 미네랄이라고 불리는 아연도 풍부하다. 강력한 항암작용과 해독작용을 하며 알레르기와

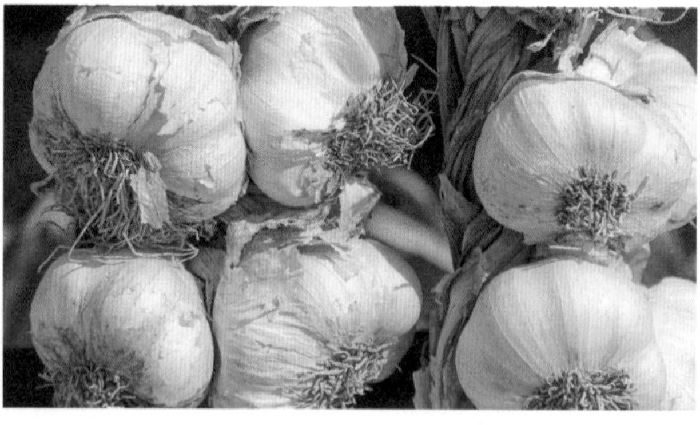

사진 교체

알리신은 활성산소를 강력하게 억제해 혈전이 생기는 것을 막고 콜레스테롤 수치를 낮추며 모세혈관을 확장시켜 혈압도 내려가게 한다. 그래서 동맥경화와 심장질환, 뇌졸중 예방에 도움이 된다.

천식 예방에도 효과적이다.

알리신은 마늘 외에도 파, 양파, 부추 등 알싸한 맛을 내는 여러 채소에 풍부하다. 이 식품들의 공통점은 피로회복에 효과적이라는 점이다. 알리신이 곡류의 티아민(비타민 B_1)과 결합하면 흡수율이 높은 활성 비타민 알리티아민이 되어 체내에 오래 머물며 신진대사를 활발하게 하고, 피로회복에 도움을 주기 때문이다. 알리신이 풍부한 채소에는 플라보노이드, 비타민 C, 셀레늄, 황화합물 등도 풍부하다. 덕분에 항암효과를 배가시킨다. 마늘의 매운맛은 식욕을 돋우고, 신경세포의 흥분을 가라앉혀 마음을 안정시키기도 한다.

한편 회를 먹을 때 마늘을 함께 먹으면 맛도 좋아지지만 식중독균을 견제하는 효과도 얻을 수 있다. 항암이나 항균효과를 기대한다면 매운맛을 내는 아릴 성분이 살아있는 생마늘이 먹는 것이 더 좋은데, 하루에 1쪽 정도면 충분하다. 날것으로 너무 많이 먹으면 오히려 위벽을 자극할 수 있으므로 가능하면 불에 익히거나 조리해 먹는 것이 좋다. 알리신은 익히거나 조리해도 파괴되지 않는다. 올리브유에 볶아 먹으면 흡수율이 더욱 좋아진다.

3

현미 : 필수영양 고루 갖춘 완전식품

쌀이 주식인 데는 이유가 있다. 거의 모든 영양소를 다 포함하고 있기 때문이다. 에너지원인 탄수화물부터 단백질, 지방, 비타민 B군, 미네랄까지 풍부하다.

쌀은 면역의 주력부대인 림프구도 증가시킨다. 식후에도 인슐린 수치를 서서히 증가시키기 때문에 혈당이 급격하게 높아지는 것을 막아 비만과 당뇨병 예방에도 효과적이다. 단백질 함량은 낮은 편이지만 대신 질이 우수하다. 필수아미노산인 라이신이 옥수수나 밀가루의 두 배나 되는 데다 체내 이용률도 높아 콜레스테롤이나 중성지방의 농도를 낮춘다.

그런데 이는 쌀눈과 쌀겨가 포함된 현미일 때의 이야기라는 점이 중요하다. 비타민 B군과 미네랄 등 미량원소가 풍부하게 들어있는 곳은 쌀눈과 쌀의 껍질인 쌀겨이기 때문이다.

현미보다 흡수 잘 되는 발아현미

현미를 물에 담가두면 싹이 튼다. 생명력이 살아있는 쌀인 것이다. 생명력을 품은 쌀눈에는 자율신경의 균형을 잡아주는 감마오리자놀이 풍부하다. 나이아신(비타민 B_3)은 신경을 안정시켜 판단력 높이고 혈액을 정화해 독소를 배출하는 효과가 있고 판토텐산(비타민 B_5)은 두뇌활동을 돕고 피부결도 곱게 가꿔준다. 쌀겨에는 식이섬유도 풍부하고 식물성기름도 많아서 콜레스테롤이나 대장 내 노폐물이 쌓이는 것을 막아준다.

고혈압을 개선하고 신경을 안정시키는 가바(감마 아미노락산; GAVA)와 대장암이나 지방간, 동맥경화 예방에 중요한 역할을 하는 IP6도 주목받고 있다. 가바는 차나 다른 곡류에도 들어있지만 특히 쌀눈에 들어있는 것이 혈압을 낮추는 효과가 뛰어나다. 신기한 것은 현미가 발아할 준비를 하면서 가바의 양도 크게 늘어난다는 점이다. IP6는 세포의 성장에 필요한 성분으로 도정 정도에 따라 함유량이 크게 다르다. 그러므로 쌀의 영양을 알뜰히 섭취하기 위해서는 현미를 먹어야 한다. 가능하다면 현미를 발아시켜 먹는 것이 더 좋다. 발아현미를 이용하면 밥이 더 부드러워지고 소화도 잘된다.

일반적으로 먹는 백미는 도정을 하면서 쌀눈과 쌀겨를 모두 벗겨냈기 때문에 상대적으로 탄수화물 비율이 높다. 대신 씹을수록 고소하고 단맛이 나서 어떤 반찬과도 찰떡궁합인 데다, 소화가 잘된다는 장점이 있다. 그래서 소화력이 약한 어린이나 노인에게는 현미보다는 도정한 쌀이 더 낫다. 백미에 단백질이 풍부한 콩을 넣어 밥을 짓는다면 현미 못지않은 영양을 섭취할 수 있다.

4

버섯 : 항암 성능 손꼽히는 항산화식품

사실 버섯은 곰팡이다. 다만 맛있고 몸에 좋은 곰팡이라 할 수 있다. 버섯의 포자는 독특한 향과 맛을 가진 곰팡이로 어딘가에 기생해야 살아갈 수 있다. 그래서 버섯의 효능은 무엇에 기대 자라왔는가에 따라 달라진다.

물론 공통점은 있다. 모든 버섯에 공통적으로 들어있는 베타(β)글루칸이 버섯의 핵심 성분이다. 베타글루칸은 인체의 자연치유력을 높이는 데 탁월하고 활성산소를 제거하는 항산화 효과는 물론 항암·항바이러스 효과가 뛰어나 암을 예방하고 암세포가 자라는 것을 억제한다. 그래서 대체의학에서는 암 치료에 버섯 추출물을 이용하기도 한다. 송이버섯의 MAP, 말굽버섯의 D 프랑크션은 암세포만 골라서 공격하기 때문에 항암제의 대안으로 거론되기도 한다.

'불로초'로 알려진 상황버섯은 간암과 소화기 계통의 암에 탁월하며, 표고버섯도 간에 좋은 식품이다. 만성 바이러스성 간염 치료에 효과적이며 과음으로 인한 간 질환을 예방하는 효과도 있다. 양송이는 발암 단계를 억제하는 것으로 알려졌으며, 느타리버섯은 항암효과는 물론 암환자의 탈모, 구토, 설사 등의 부작용까지 줄여준다.

베타글루칸뿐 아니라 필수 미네랄, 식이섬유도 풍부

베타글루칸이 버섯의 전부는 아니다. 필수 미네랄인 칼륨은 물론 나트륨, 식이섬유까지 풍부하다. 이들 성분은 노폐물과 콜레스테롤을 배출시켜 고혈압은 물론 동맥경화, 당뇨병 등 성인병 예방 효과를 내며 변비를 개선

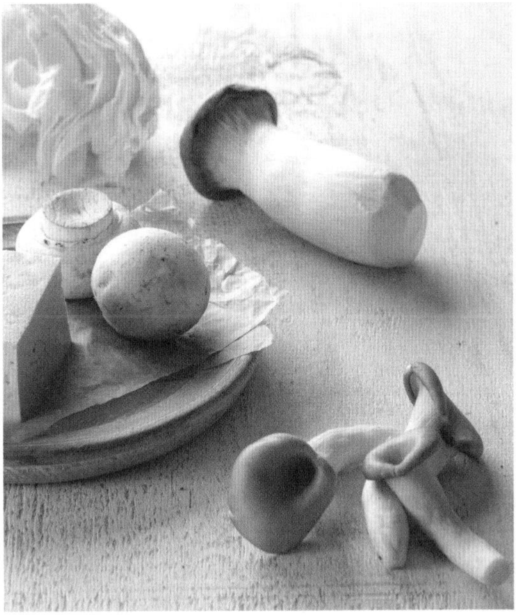

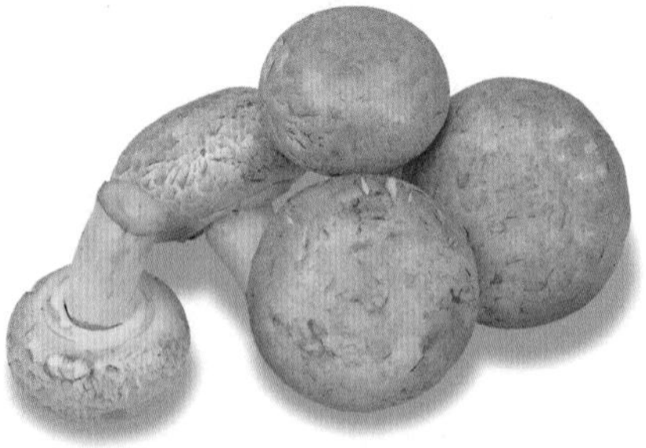

한다. 채식 위주의 식단에서 부족하기 쉬운 칼슘이 흡수되는 것을 촉진하고 암세포가 새로운 혈관을 만드는 것을 막는 비타민 D도 풍부하다.

위에서 설명한 공통적인 특징 외에 버섯의 종류별로 다양한 특징이 더해진다. 송이버섯의 보급형 버전인 새송이버섯은 값은 싸지만 양질의 단백질과 리보플라빈(비타민 B_2)이 풍부하며, 비타민 C는 느타리버섯의 7배나 된다. 느타리버섯은 비타민 D의 전구체인 에르고스테롤이 특히 많아서 고혈압과 동맥경화 예방 및 치료에 효과가 뛰어나다.

참나무에서 자라는 표고버섯은 뼈를 튼튼하게 해주며 엘리다테닌이 많아 혈액순환을 돕고 콜레스테롤 수치는 떨어뜨려 고혈압, 동맥경화, 심장병과 같은 순환기질환의 예방과 치료에 효과적이다. 신경을 진정시키는 작용도 있으므로 신경과민이나 불면증인 사람에게 좋으며 만성간염에도 효과적이다. 표고버섯이나 목이버섯처럼 거뭇거뭇한 색이 나는 버섯은 햇빛에 말리면 비타민 D 함량이 증가하는데, 안타깝게도 시중에서 파는 말린 버섯은 열풍 건조한 것이 많다. 생표고버섯을 사다가 햇볕에 20~30분 정도만 놓아두어도 비타민 D 함량이 높아진다. 다만, 음식물로 섭취한 비타민 D 전구체가 활성화되려면 꼭 야외에서 햇볕을 쬐는 것이 필요하다.

송이버섯의 MAP, 말굽버섯의 D-프랑크션은 암세포만 골라서 공격하기 때문에 항암제의 대안으로 거론되기도 한다. 일명 '불로초'로 알려진 상황버섯은 간암과 소화기 계통의 암에 탁월하며, 표고버섯도 간에 좋은 식품이다.

버섯은 천연조미료이기도 하다. 특히 표고버섯에는 감칠맛을 내는 구아닌산이 풍부해 육수를 만들 때 활용된다.

버섯은 하루 30g 정도 섭취하면 충분하다. 표고버섯을 기준으로 매일 2~3개 정도의 양이다. 다른 음식도 마찬가지지만 버섯은 특히 꼭꼭 씹어 먹으면 입 속에서 타액과 잘 섞이면서 유효 성분이 더 잘 흡수돼 효과가 상승된다.

베타글루칸을 비롯한 버섯의 다당류 성분은 수용성이라서 물에 담그지 않는 것이 좋다. 씻을 때도 갓과 대의 먼지만 가볍게 털어내는 정도로 씻고, 말린 버섯을 물에 불릴 때는 먼저 살짝 한 번 헹궈낸 뒤 깨끗한 물에 불려 그 물까지 조리에 활용하는 것이 영양성분의 손실을 줄이는 방법이다.

버섯은 구워 먹는 것보다 끓여 먹는 것이 더 좋다. 조리할 때는 짜지 않게 조리해서 국물까지 먹도록 한다. 그러나 상황버섯은 너무 많이 섭취하면 간기능이 악화되는 경우도 있어 많이 먹는 것은 좋지 않다.

5

감초 : 약방에 빠지지 않는 성분

약방의 감초라는 말이 있다. 어느 자리에나 빠지지 않는 이를 이르는 말로 어감이 좋은 편은 아니지만, 약방에서 빠지지 않는 성분이 감초라는 것은 그만큼 약효가 뛰어나다는 말도 된다.

'감초甘草'는 '단 풀'이라는 이름처럼 단맛이 나서 한약의 쓴맛을 중화시키는 한편, 다른 약재의 독성을 중화시키는 뛰어난 해독제이기도 하다. 간기능을 향상시켜 해독작용을 돕는데 특히 감초의 글리시르리진 성분은 실제로 만성간염의 치료제로 이용되기도 한다. 또한 1급 감염병인 디프테리아 독소에 대한 해독작용이 있으며, 파상풍의 치료제로 사용되기도 한다.

감초는 바이러스를 억제하는 효과도 있다. 그래서 감기나 대상포진에 걸렸을 경우 감초 성분의 주사를 사용하면 치료기간을 줄일 수 있다. 또한 감초 성분은 알레르기를 진정시키는 효과가 있어서 아토피성 피부염이나 두

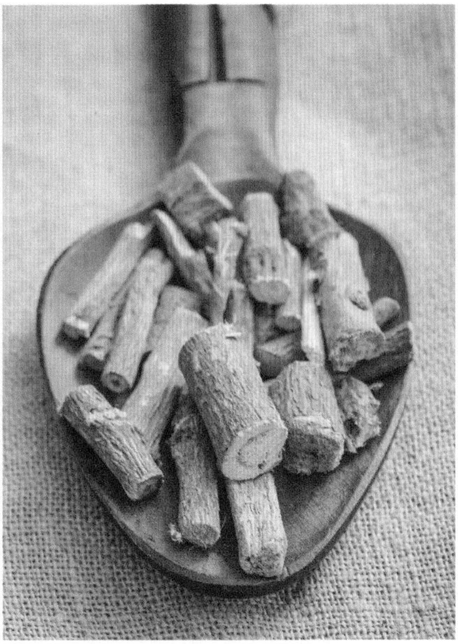

드러기 등 각종 알레르기 피부질환에 사용할 수 있다. 히포크라테스는 감초를 위궤양 치료제로 사용했다는 기록도 있다. 감초 추출물이 소화불량과 헬리코박터 파일로리균 제거에 효과적이라는 연구결과도 있다.

강황 : 커큐민이 강력한 항산화작용

인도 일부 지역에서는 65세 이상의 치매 발병률이 1%에 불과하다고 한다. 카레의 주원료이자 노란색을 내는 강황에 풍부한 커큐민이 강력한 항산화작용을 해 염증 발생을 줄이고 치매의 진행을 지연시키기 때문이다. 커큐민은 염증을 유발하는 성분을 직접 억제하는 것으로 알려져 있다. 또 면역계의 단백질을 증가시킨다는 연구결과도 있다. 간의 해독작용을 돕고 혈액순환을 좋게 해 심혈관질환과 뇌혈관질환을 예방하는 효과도 있다.

강황의 단점은 흡수가 잘 안 된다는 점이다. 커큐민은 지용성이라서 기름으로 조리하면 흡수율을 높일 수 있다. 카레라이스를 만들 때 채소와 고기를 기름에 먼저 볶다가 카레가루를 넣어 요리하는 것이 흡수율을 높일 수 있는 방법이다.

제철식품 :
철 따라 주어지는 자연의 선물

생활 속에서 면역력을 높이는 방법으로 소개할 마지막 식품은 바로 '제철식품'이다. 변화하는 계절과 기후에 따라 몸이 그때마다 필요로 하게 되는 영양성분을 담아 자연이 건네주는 선물이 바로 제철식품이기 때문이다.

비타민과 미네랄이 풍부한 제철식품

겨울을 지나 땅을 뚫고 올라온 부추를 뜯으며, "봄에 처음 올라온 부추는 사위도 안 주는 보약"이라고 말하는 농부를 본 적이 있다. 아닌 게 아니라 봄나물은 봄철에 꼭 필요한 영양 성분을 담은 보약이다. 봄날 들판에 지천으로 올라오는 봄나물은 선조들에게 춘곤증을 이겨내는 명약이었다.

과거에는 채소나 과일이 부족했던 탓에 겨울에는 비타민과 미네랄 섭취가 상대적으로 부족했다. 겨우내 얼어붙은 땅과 함께 신체활동도 줄어들었다. 그러다 만물이 생동하는 봄이 오면 신체 활동량이 늘어나는 반면 비타민은 부족해 나른하고 입맛도 없어지는 춘곤증 증상이 나타난 것이다. 까닭도 없이 나른하게 늘어지고 입맛도 없어지는 춘곤증을 이겨내는 데 비타민과 미네랄만한 것이 없다. 부추뿐 아니라 봄에 돋는 상추, 쑥갓 쑥 등 다양한 봄나물과 봄과일에는 비타민과 미네랄이 풍부하며 특유의 향으로 입맛을 돋우고 소화를 돕는다.

오이며 참외와 같은 여름 과일과 채소에 풍부한 수분과 단맛에는 더위를 이기기에 충분한 비타민과 미네랄, 항산화효소가 풍부하다. 가을에 열매 맺는 사과와 감과 같은 과일에는 여름내 그을린 피부에 탄력을 주고 환절기 감기 예방에도 효과적인 비타민 C가 유난히 풍부하다. 집 나간 며느리도 돌아오게 한다는 가을 생선의 대명사 전어에는 양질의 단백질은 물론 혈액순환에 도움이 되는 불포화지방산이 풍부하다. 겨울이면 추위에 혈관이 급속히 수축될 수 있어 뇌졸중 발생이 늘어나는데, 기름이 통통하게 오른 가을 생선을 먹음으로써 다가오는 겨울을 대비할 수 있었던 것이다.

또한 선조들은 채소와 과일이 부족한 겨울에 대비해 김장과 무청 등 비타민과 미네랄을 공급할 수 있는 먹거리를 미리 준비해두었다. 이처럼 한국인의 전통 식생활은 계절의 변화에 따라 필요한 영양 성분을 제철식품으로 섭취할 수 있도록 정교하게 설계되어 있었다.

현대인의 생활은 선조들의 삶과 다르기는 하다. 무엇이든 실내 재배가 가능해 계절과 관계없이 모든 식품을 구할 수 있고, 부족한 영양성분은 영양

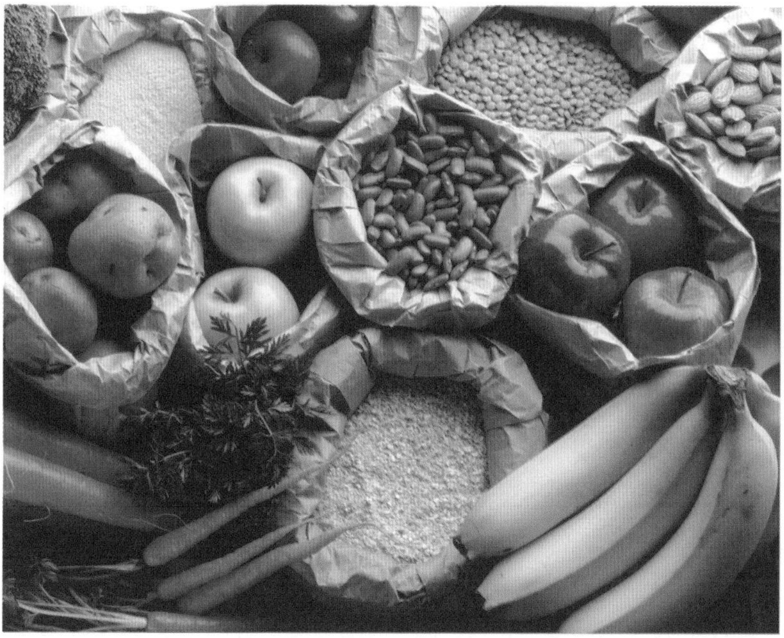

제로 간편하게 보충할 수 있다. 난방과 교통시설이 발달해 겨울이 되어도 활동량이 크게 줄어들지는 않는다. 그럼에도 불구하고 우리의 몸은 여전히 계절 변화의 영향을 받는다. 그리고 식품들도 제철에 먹을 때 맛도 가장 좋고 영양 성분도 풍부하다. 그러므로 제철에 자연에서 나는 식품은 언제나 건강과 면역력에 가장 좋은 식품이라고 할 수 있다.

당신의 실천이 타고난 면역력을 지킨다

우리 몸의 면역체계에서 시작해 면역력이 떨어지고 질병에 취약해지는 이유와 면역력에 관한 지식과 정보, 그리고 면역력을 높이기 위한 방법까지 아주 많은 것을 이 책에서 설명했다. 면역력에 대해 아는 것은 우리 몸의 타고난 능력과 그것을 잘 유지할 수 있는 조건을 아는 것에서 출발하기 때문이다. 핵심은 균형, 그리고 생활습관에 있다.

건강에는 악순환의 법칙과 선순환의 구조가 있다. 예를 들면 이런 것이다. 잠을 잘 못 자면 건강이 안 좋아지는데, 건강에 이상이 생기면 불면이 심해진다. 그러면 건강은 더욱 악화되고 불면이 악화되며 여러 질병에 걸릴 수 있다. 수면부족뿐 아니라 다른 생활습관도 마찬가지다. 이런 악순환 구조가 선순환으로 돌아서면 우리 몸의 면역력은 더욱 높아지고 건강해진다. 비타민과 미네랄이 충분한 균형 잡힌 식생활을 하면 장내 환경이 좋아져 건강도 좋아지고, 장내 환경이 좋아지면 건강한 식품을 더욱 찾게 되는 것과 같다.

그러므로 타고난 면역력을 유지하고, 떨어진 면역력을 회복하려면 선순환의 구조로 돌아서야 한다. 어렵고 복잡하지 않다. 핵심은 생활습관이므로 하나씩 몸에 익혀가면 타고난 면역력은 절로 유지될 수 있다.

이 책 안에서 여러 번 반복했던 이야기를 다시 정리하자면 이렇다. 잘 먹고, 잘 자고, 야외에서 햇빛을 보며 충분히 움직일 것. 그리고 생활 속에서 어쩔 수 없이 부족해지는 영양 성분을 적극적으로 섭취할 것. 면역의 70%를 담당하는 장 건강의 핵심인 유익균과 유산균의 먹이, 단백질과 비타민 C·D·E가 그것이다. 이것만 해도 스트레스와 영양 불균형, 환경적 요인으로 인한 면역력 감소를 상당 부분을 해결할 수 있다.

미루지 말고 오늘부터 시작하자. 타고난 면역력을 지키는 생활습관을. 의사로서 필자가 도와줄 수 있는 것은 여기까지다. 이제 독자였던 여러분의 실천이 당신의 면역력을 좌우할 것이다.

2020년 초여름

국민주치의 이승남

유익한 정보와 다양한 이벤트가 있는
리스컴 블로그로 놀러 오세요!

홈페이지 www.leescom.com
리스컴 블로그 blog.naver.com/leescomm
인스타그램 instagram.com/leescom

내 몸속의 면역력을 깨워라

지은이 | 이승남

기획 편집 | 이명제 정해용 안혜진
디자인 | 정미영 이미정
마케팅 | 김종선 이진목
경영관리 | 서민주

인쇄 | 금강인쇄(주)

초판 1쇄 | 2020년 6월 15일
초판 3쇄 | 2020년 7월 25일

펴낸이 | 이진희
펴낸 곳 | (주)리스컴
주소 | 서울시 강남구 밤고개로 1길 10, 현대벤처빌 1427호
전화번호 | 대표번호 02-540-5192
영업부 02-540-5193
편집부 02-544-5922, 5933, 5944
FAX | 02-540-5194

등록번호 | 제 2-3348

ISBN 979-11-5616-185-1 13510
책값은 뒤표지에 있습니다.
이 책은 세종대왕기념사업회에서 개발한 문화바탕체를 사용했습니다.